DER RATGEBER FÜR WERDENDE VATËR

Der ultimative Schwangerschaftsratgeber mit allem, was Sie wissen müssen, um der beste Vater zu werden.

Samuel Collins

INHALT

Einleitung

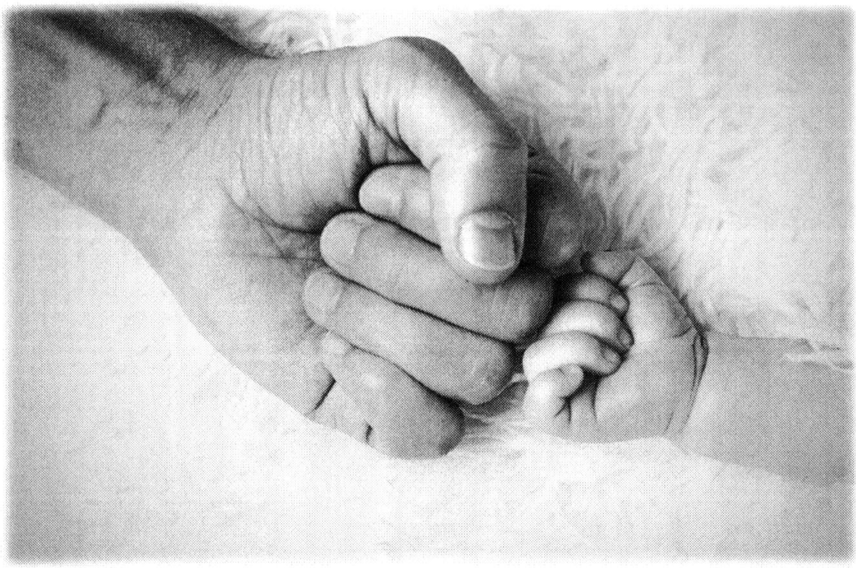

Die neunmonatige Reise, die vor Ihnen liegt, ab dem Zeitpunkt, an dem Ihre Partnerin schwanger wird, liegt in Ihrer Hand. Die Entscheidungen, die Sie in dieser Zeit treffen, sollten Ihre besten Chancen auf eine Vaterschaft begünstigen. Außerdem müssen Sie nicht bis zum dritten Trimester warten, um zu lernen, dass Sie interessante Wege entdecken können, wie Sie Ihre erste Vaterschaft zu einem Traum machen können. Sie können jetzt anfangen!

Kapitel 1:

Ein moderner Vater werden

Es kostet viel Mühe, der „Vater von heute“ zu werden, aber wenn erst einmal die richtigen Grundlagen geschaffen sind, werden sich die Ergebnisse auf jeden Fall lohnen.

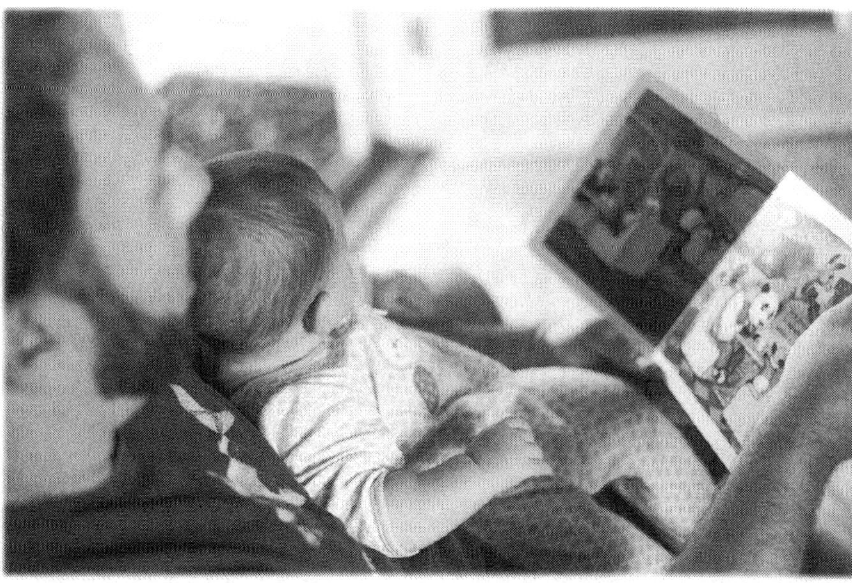

Planung und emotionale Vorbereitung

Wenn Sie gerade die Nachricht oder den Anruf erhalten oder den Test gemacht haben und gerade erfahren haben, dass Ihre Partnerin schwanger ist, dann herzlichen Glückwunsch! Unabhängig davon, ob es geplant ist oder nicht, können Sie sich anders fühlen. Wenn Sie zum ersten Mal Vater werden, empfinden Sie vielleicht alle möglichen Gefühle, von Aufregung bis hin zu Angst, Isolation oder vielleicht sogar Traurigkeit. Keine Sorge, es ist völlig normal, all diese Gefühle zu empfinden. Wenn Sie sich also auf die aufregende Reise begeben, Vater zu werden, müssen Sie sich emotional, körperlich und geistig vorbereiten. Es wird kein Spaziergang sein, aber die Vorbereitung wird es Ihnen leicht machen, zu wissen, was auf Sie zukommt. Während Sie sich auf diese wunderbare Neuerung in Ihrem Leben vorbereiten, sollten Sie sich mit dem Gedanken anfreunden, dass sich Ihre Lebensweise ändern wird. Es ist auch wichtig, dass Sie verstehen, dass Ihre Partnerin in den nächsten neun Monaten und im ersten Lebensjahr Ihres Babys viele Veränderungen erleben wird.

In Ihrem neuen Leben als Vater müssen Sie lernen, sich um das Baby zu kümmern, Ihre Hilfe anzubieten, wenn Ihre Partnerin Hilfe braucht, und sich Ihre Zeit einzuteilen. Es ist normal, dass der Stress zunimmt, wenn Sie versuchen, ein Gleichgewicht zwischen der Betreuung der Schwangerschaft, Ihrem eigenen seelischen und körperlichen Gleichgewicht und der finanziellen Verantwortung zu finden, die Sie von nun an übernehmen müssen. Wenn die Situation überwältigend wird, scheuen Sie sich nicht, diejenigen um Rat zu fragen, die den gleichen Weg wie Sie gegangen sind, und zögern Sie nicht, eine Beratung in Anspruch zu nehmen, wenn Sie sie brauchen.

Wenn Sie Ihre väterlichen Fähigkeiten weiterentwickeln, wird es Ihnen leichter fallen, zu erkennen, dass Sie tatsächlich alles im Griff haben und dass Sie Ihrer Familie einen großen Nutzen bringen. Wenn Sie sich auf die Gegenwart konzentrieren und die richtigen Tricks und Strategien lernen, wird der Schritt zur Elternschaft nicht hektisch sein – im Gegenteil! Sie werden bald lernen, Ihre neue Rolle im Leben zu schätzen.

Herausforderungen in der Schwangerschaft

Das Gute kommt nicht von allein. Der Stress, den eine Schwangerschaft auf Ihre Beziehung ausüben kann, ist real, und Sie können sich in einer Situation wiederfinden, in der Sie ständig im Konflikt sind. Vielleicht machen Sie sich zum Beispiel Sorgen um die laufenden Ausgaben oder die Gesundheit Ihrer Partnerin. Ihre Partnerin macht sich vielleicht Sorgen, wenn Sie weniger Begeisterung für die Schwangerschaft zeigen als sie selbst, oder sie befürchtet, dass sie mit fortschreitender Schwangerschaft aufgrund der körperlichen Veränderungen weniger schön wird.

Sie und Ihre Partnerin können und sollten sich gegenseitig helfen, sich ermutigen und das Gefühl haben, dass Sie zusammenarbeiten und offen und ehrlich miteinander kommunizieren. Lassen Sie einander Zeit zum Reden und versuchen Sie, die Bedeutung der Gefühle des anderen nicht herunterzuspielen. Es gibt Zeiten, in denen man nur das Gefühl braucht, gehört und verstanden zu werden.

Physikalische Veränderungen

Der Körper Ihrer Partnerin unterliegt während der Schwangerschaft vielen Veränderungen, so dass sie von Zeit zu Zeit Bestätigung braucht. Nach der Geburt verschwinden die meisten Veränderungen, aber die frischgebackene Mutter hat vielleicht nicht genug Geduld, um darauf zu warten, dass ihr Körper in den Zustand vor der Schwangerschaft zurückkehrt. Vor allem, wenn Hautveränderungen das Problem sind: Ihre Partnerin möchte vielleicht Schönheitsprodukte verwenden, um die Haut wiederherzustellen. Obwohl nichts dagegen einzuwenden ist, dass sich eine Frau ein gewisses Maß an weiblicher Sicherheit wünscht, könnten einige Produkte für das Baby gefährlich sein. Es ist wichtig, dass Sie beide sich etwas Zeit nehmen, um festzustellen, welche Produkte für die Verwendung geeignet sind und umgekehrt.

Die meisten Symptome, die sich aus den hormonellen Veränderungen während der Schwangerschaft ergeben, sind normal, andere können jedoch ärztliche Hilfe erfordern.

Schauen wir uns die normalen körperlichen Veränderungen an, die Sie bei Ihrer Partnerin feststellen werden.

- Brustvergrößerung

Da die Hormone (hauptsächlich Östrogen) die Brüste auf die Milchproduktion vorbereiten, können die Brüste an Größe zunehmen. Die Zahl der Milchdrüsen nimmt allmählich zu und ihre Fähigkeit, Milch zu produzieren, entwickelt sich. Ihre Partnerin wird sich wahrscheinlich beschweren, dass ihre Brüste härter sind, aber das ist völlig normal! Während dieser

Zeit ist die Empfindlichkeit der Brüste im Vergleich zur Norm erhöht.

- Gewichtszunahme

Es ist möglich, dass Ihre Partnerin während der Schwangerschaft einige zusätzliche Kilos zunimmt, was auf verschiedene Faktoren zurückzuführen ist, darunter die Vergrößerung von Organen wie der Gebärmutter, die Vergrößerung des ungeborenen Kindes und die Vorbereitung der Plazenta auf ihre neuen Aufgaben. Diese Gewichtszunahme trägt dazu bei, dass sie leicht ermüdet, wenn sie versucht, sich körperlich zu betätigen. Ihre Partnerin kann auch Flüssigkeit einlagern und Ödeme (Schwellungen) im Gesicht und an den Gliedmaßen entwickeln. Blut und Körperflüssigkeiten zirkulieren aufgrund des zusätzlichen Gewichts und der Schwerkraft langsamer, insbesondere in den unteren Gliedmaßen.

- Veränderungen am Gebärmutterhals

Während der Schwangerschaft und der Geburt verändert sich der Gebärmutterhals, der zur Gebärmutter führt, körperlich. Das Gewebe des Gebärmutterhalses verdickt sich während der Schwangerschaft. Der Druck des sich entwickelnden Babys kann dazu führen, dass sich der Gebärmutterhals entspannt und bis zu einigen Wochen vor der Geburt leicht erweitert.

- Veränderungen an Haaren und Nägeln

Während der Schwangerschaft kann es bei der Partnerin zu Veränderungen der Haar- und Nagelstruktur kommen. Hormonelle Veränderungen können manchmal Haarausfall verursachen.

- Hautveränderungen

Ihre Partnerin wird viele Hautveränderungen bemerken, während sie Ihr Baby trägt. Eine dieser Veränderungen ist das Melasma, ein bräunlicher Fleck, der die Wangen und die Stirn betreffen kann. Auch die Haut um die Brustwarzen herum neigt zur Verdunkelung.

Sie werden auch eine dunkle Linie in der Mitte des Unterleibs Ihrer Partnerin bemerken. Sie wird als Linea nigra bezeichnet und verläuft geradlinig entlang der Nabelgegend. Sie entsteht, wenn die Hormonproduktion der Plazenta die Melanozyten zur Produktion von Melanin anregt. Melanozyten sind die Zellen, die Melanin, das dunkelbraune Pigment der Haut, produzieren. Neben den Veränderungen der Bauch- und Gesichtshaut kann man auch die bekannteste Hautveränderung feststellen, die mit einer Schwangerschaft einhergeht: die Striae gravidarum, im Volksmund Dehnungsstreifen genannt. Sie entstehen sowohl durch die physische Dehnung der Haut als auch durch die Auswirkungen der hormonellen Veränderungen auf die Elastizität der Haut.

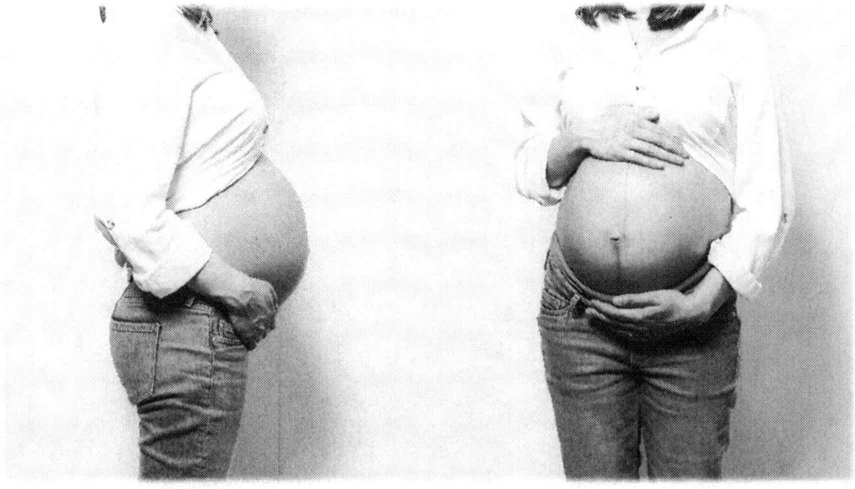

Physiologische Veränderungen

Ihre Partnerin wird nicht nur äußerlich, sondern auch innerlich Veränderungen erfahren.

- Körpertemperatur

Eines der ersten Anzeichen einer Schwangerschaft bei Ihrer Ehefrau ist ein Anstieg der Basaltemperatur. Die werdende Mutter wird während der gesamten Schwangerschaft eine etwas höhere Kerntemperatur haben und mehr Wasser trinken müssen als im Durchschnitt. Wenn sie nicht die notwendigen Vorkehrungen trifft, um sich richtig zu bewegen und ausreichend Flüssigkeit zu sich zu nehmen, kann sie anfälliger für Hyperthermie und Dehydrierung sein.

- Herz und Blutgefäße

Das Herz der Frau arbeitet während der Schwangerschaft härter, weil mehr Blut in die Gebärmutter gepumpt werden muss, wenn sich das ungeborene Kind entwickelt. Am Ende der Schwangerschaft wird ein Fünftel des Blutes in die Gebärmutter geleitet. Die Blutmenge, die das Herz pumpt, steigt während der Schwangerschaft um 30-50 %. Außerdem entspannen sich die Blutgefäße durch das Schwangerschaftshormon Progesteron, was den Widerstand verringert und den Blutfluss fördert. Außerdem nimmt das Blutvolumen im Vergleich zu vor der Schwangerschaft um bis zu 45 % zu.

- sensorische Veränderungen

Die visuellen, geschmacklichen und olfaktorischen Erfahrungen, die eine Frau während der Schwangerschaft macht, können erheblich verbessert werden.

- respiratorische Veränderungen

Wenn Ihre Partnerin schwanger ist, erhöht sich die Sauerstoffmenge in ihrem Blut. Die Blutgefäße weiten sich, um den hohen Blutbedarf zu decken. Dadurch erhöht sich auch der Stoffwechsel der werdenden Mutter, die wahrscheinlich mehr Kalorien verbrauchen muss, weshalb es wichtig ist, sich regelmäßig zu bewegen.

Progesteron, ein Hormon, das während der Schwangerschaft kontinuierlich gebildet wird, veranlasst den Körper, schneller und tiefer zu atmen. Aus diesem Grund atmet eine schwangere Frau mehr Kohlendioxid aus, um einen niedrigen Gaswert zu halten.

Morgenübelkeit, Schwangerschaftsgedanken und Heißhungerattacken

Als morgendliche Übelkeit bezeichnet der Volksmund die Übelkeit und das Erbrechen, die bei schwangeren Frauen in der Frühphase der Schwangerschaft auftreten. Es ist möglich, dass auch Ihre Partnerin darunter leidet, und es kann oft zu jeder Tages- und Nachtzeit auftreten.

Zu den Anzeichen und Symptomen, die helfen, die morgendliche Übelkeit bei der werdenden Mutter zu erkennen, gehören Übelkeit und Erbrechen, die oft durch bestimmte Gerüche, bestimmte Nahrungsmittel, Hitze und manchmal auch gar nicht ausgelöst werden. Die morgendliche Übelkeit tritt häufiger im ersten Trimester auf; die Symptome bei Ihrer Partnerin bessern sich, wenn Sie ins zweite Trimester kommt.

Es ist möglich, dass Ihre Partnerin an Hyperemesis gravidarum leidet, einer schweren Form der morgendlichen Übelkeit, die während der Schwangerschaft auftritt. Dieses Phänomen sollte nicht auf die leichte Schulter genommen werden, denn für Ihre Partnerin besteht ein hohes Risiko der Dehydrierung und Unterernährung, da sie nicht genügend Flüssigkeit und Nährstoffe aus dem Wasser und der Nahrung erhält, die sie zu sich nimmt. Eine Behandlung durch einen Fachmann kann erforderlich sein.

Sex während der Schwangerschaft

Sie haben wahrscheinlich einige brennende Fragen, und eine davon lautet: Wird sich Ihr Sexualleben ändern, wenn Ihre Partnerin schwanger ist? Ist es sicher, während der Schwangerschaft Sex zu haben? Und wann dürfen Sie während der Schwangerschaft keine sexuellen Handlungen vornehmen?

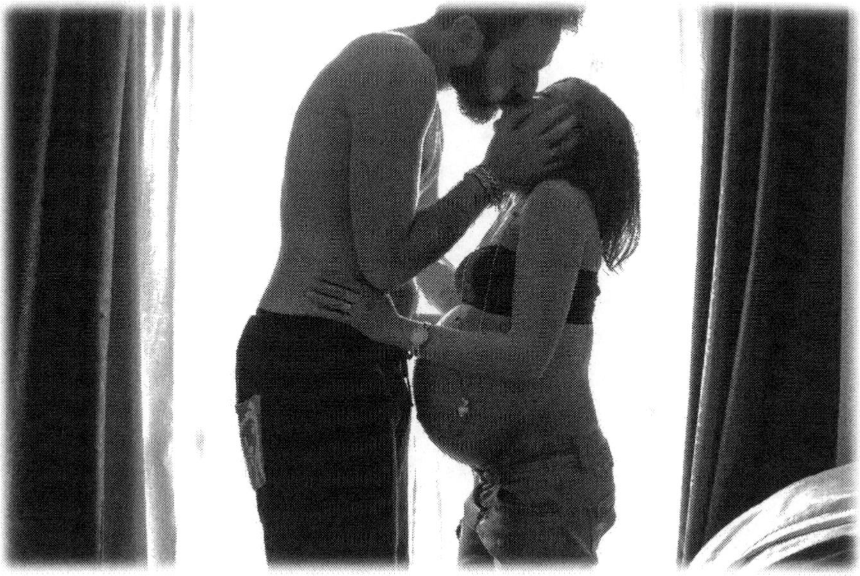

Wenn Ihre Partnerin schwanger wird, sind Veränderungen in Ihrem Sexualleben unvermeidlich. Ihr Verlangen nach Sex wird verringert oder erhöht. Ein ehrlicher Dialog ist der Schlüssel zu einer befriedigenden und sicheren sexuellen Beziehung während der Schwangerschaft; sei es, dass Sie über Ihre Gefühle sprechen, verschiedene Stellungen ausprobieren oder andere Möglichkeiten der Intimität finden. Eine offene Kommunikation ist in der Tat der Schlüssel zu einer befriedigenden und sicheren sexuellen Beziehung während der Schwangerschaft.

Sie befürchten vielleicht, dass Sex Ihrem ungeborenen Kind schaden könnte. Dies sollte Sie jedoch nicht beunruhigen, denn Ihr ungeborenes Baby ist in der Fruchtblase sicher. Das bedeutet, dass Sie dem Baby keinen Schaden zufügen, auch wenn Sie sexuelle Handlungen vornehmen. Solange die Schwangerschaft gut verläuft, können Sie also Geschlechtsverkehr haben und sogar zum Orgasmus kommen, während Ihre Partnerin das Kind austrägt.

Es gibt mehrere Fälle, in denen Sex während der Schwangerschaft das ungeborene Kind gefährden kann. Diese Szenarien treten auf, wenn Ihre Partnerin in der Vergangenheit einen geschwächten Gebärmutterhals hatte, wenn sie Symptome aufweist, die auf eine Fehlgeburt oder vorzeitige Wehen hindeuten, wenn sie starke Krämpfe oder Schmerzen in der Unterleibsregion hatte oder wenn sie eine Plazenta previa hat. Sie sollten keine sexuellen Handlungen vornehmen, wenn bei Ihrer Partnerin vaginale Blutungen ohne bekannte Ursache aufgetreten sind. Suchen Sie einen Arzt auf, wenn Sie eine dieser Ursachen feststellen.

Abschließende Überlegungen

Die alten Zeiten und Traditionen, die von Männern keine Beteiligung an der Schwangerschaft und der Betreuung des Neugeborenen verlangten, sind längst vorbei. Seien Sie ein moderner Vater, der in der Lage ist, an der Spitze zu stehen und für Ihr ungeborenes Kind und Ihre Partnerin da zu sein, denn dies ist eine Zeit, in der Sie beginnen, eine Beziehung zu Ihrem Kind aufzubauen. Jeder Tag wird eine neue Herausforderung sein, aber Sie sollten wissen, dass Sie nicht allein sind. Und vor allem: Vergessen Sie nicht, Spaß zu haben, während Sie sich neue Fähigkeiten und Kenntnisse aneignen, wie Sie sich um Ihre Partnerin und das ungeborene Kind kümmern können. Denken Sie daran, dass alles mit der Zeit einfacher wird.

Kapitel 2:

Die Schwangerschaft – Monat für Monat

Dieses Kapitel ist ein Leitfaden, der Ihnen helfen soll, das Wachstum Ihres Babys und einige der Veränderungen zu verstehen, die im Körper Ihrer Partnerin während der Schwangerschaft stattfinden.

Das erste Quartal

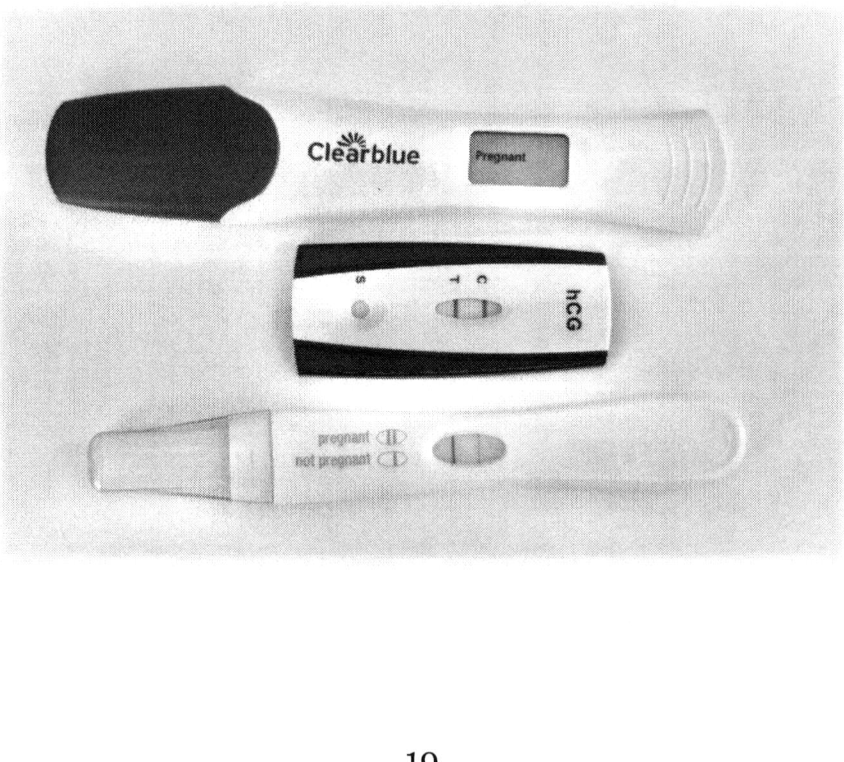

Erster Monat

In Vorbereitung auf die Schwangerschaft wird die Gebärmutterschleimhaut Ihrer Partnerin dicker. In der dritten Schwangerschaftswoche spürt Ihre Partnerin möglicherweise keine spürbaren Veränderungen an ihrem Körper. Selbst das „berühmte Signal", das Ausbleiben der Menstruation, ist zu diesem Zeitpunkt noch nicht eingetreten! Ihre Partnerin steht jedoch kurz davor, ihre ausbleibende Periode zu bemerken, weil ihre Hormone ihr signalisieren, dass sie die Periode aussetzen und sich auf die Unterstützung der Schwangerschaft konzentrieren soll. In den ersten Tagen sieht das Leben, das im Körper Ihrer Partnerin heranwächst, noch nicht wie ein Baby aus, denn es ist nur eine schnell wachsende Gruppe von Zellen.

Nachdem die Eizelle befruchtet wurde, findet ein Prozess statt, der als Einnistung bezeichnet wird. Dies ist der Zeitpunkt, an dem das Zellknäuel beginnt, sich mit der Gebärmutterschleimhaut der Partnerin zu verbinden. Dabei kann es zu einer leichten Fleckenbildung (geringer Flüssigkeitsverlust) kommen. Abgesehen davon bemerkt Ihre Partnerin vielleicht keinen Unterschied oder Symptome wie geschwollene und schmerzende Brüste, die aber trivialerweise auf andere Zyklusphasen zurückzuführen sind.

Zweiter Monat

Im zweiten Monat können sich die ersten Anzeichen einer Schwangerschaft bei Ihrer Partnerin häufen. Die Nabelschnur des Babys bildet sich, um das wachsende Leben mit Sauerstoff und Nährstoffen zu versorgen. Zu Beginn des zweiten Monats befinden sich Fruchtblase und Plazenta noch in der Entwicklung.

Es kann sein, dass Ihre Partnerin in diesem Monat ein paar Kilo zunimmt, aber wenn sie unter starker Übelkeit leidet, kann sie auch ein paar Kilo verlieren, bevor sich die Situation bessert. Bei geschwollenen Brüsten und Beinen kann es sein, dass Ihre Partnerin berichtet, dass ihre Kleidung enger sitzt als vorher – beruhigen Sie sie, denn das ist ganz normal!

Die Ohren des Babys beginnen sich gegen Ende des zweiten Monats zu entwickeln. Mit seinen Schwimmhäuten an Fingern und Zehen kann der Fötus nun unbegrenzt im Fruchtwasser schwimmen! Aufgrund des Wachstums des Babys pumpt das Herz Ihrer Partnerin mehr Blut, um den steigenden Bedarf zu decken. Sie kann in diesem Monat Stimmungsschwankungen haben, also passen Sie auf, dass Sie sie nicht zu sehr ärgern! Der Arzt kann zu diesem Zeitpunkt der Schwangerschaft den Entbindungstermin Ihrer Partnerin bestimmen.

Dritter Monat

Die Gebärmutter Ihrer Partnerin wird sich weiter vergrößern, und Sie werden vielleicht sogar bemerken, dass sich ihre Taille etwas stärker abzeichnet. Das ungeborene Kind nimmt allmählich Gestalt an, aber seine kleinen Knochen sind noch verformbar. Obwohl Sie die Bewegungen des Babys zu diesem Zeitpunkt noch nicht spüren können, können Sie sie möglicherweise mit einer Ultraschalluntersuchung sehen.

Ihre Partnerin wird schon bald Umstands-BHs brauchen, daher ist der letzte Monat des ersten Trimesters der richtige Zeitpunkt, um mit dem Kauf dieser Artikel zu beginnen. Gegen Ende dieses Monats strecken sich die Gliedmaßen des

Babys und es sollte in der Lage sein, sich zu beugen. Die Zehen und Finger des Babys lösen sich aus dem Gewebe und treten hervor.

Im dritten Schwangerschaftsmonat können Sie das Wachstum und den Glanz der Nägel und Haare Ihrer Partnerin feststellen. Manche werdende Mütter stellen jedoch auch fest, dass sich ihre Haut zu verändern beginnt und fettiger und akneanfälliger wird. Ästhetische Veränderungen, sowohl positive als auch negative, sind auf die Schwangerschaftshormone im Körper Ihrer Partnerin zurückzuführen. Am Ende des ersten Trimesters sollte der sich entwickelnde Fötus ein ausgeprägtes Profil haben, ähnlich dem, das wir alle in unserer kollektiven Vorstellung haben.

Das zweite Quartal

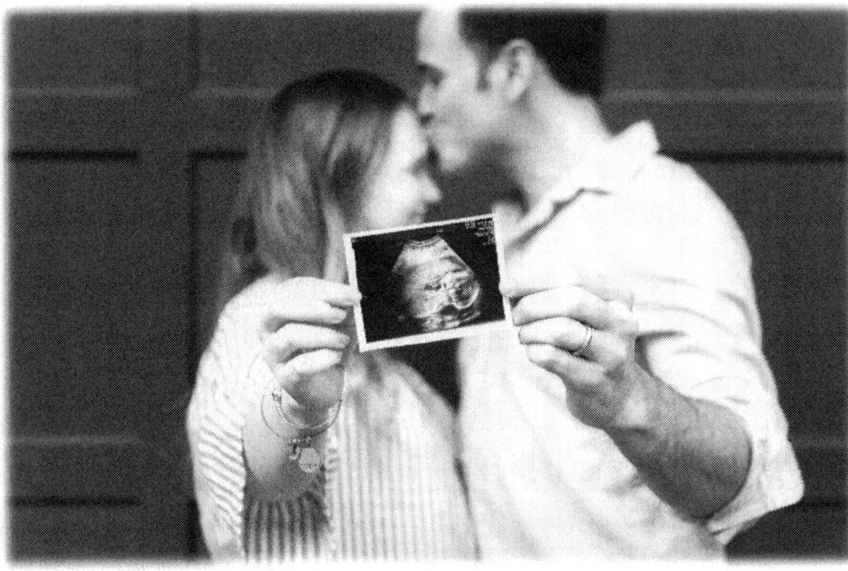

Vierter Monat

Die Gebärmutter Ihrer Partnerin hat sich stark erweitert. Es hat den Punkt erreicht, an dem es das Becken vollständig ausfüllt und beginnt, in den Bauch zu wachsen. Der „runde Ball", den Sie spüren, wenn Sie den Bauch Ihrer Partnerin massieren, ist das vorübergehende Zuhause des Babys für die nächsten Monate. Obwohl der Kopf des Babys noch etwas zu groß ist, holen die anderen Körperteile langsam auf. Die Augen des Babys beginnen, sich zu positionieren. Die Wirbelsäule wird flexibel und das Baby kann sich leichter bewegen.

Einige Tage im zweiten Trimester beginnen die Muskeln und die Haut Ihrer Partnerin sich zu dehnen, um Platz für das sich entwickelnde Baby zu schaffen. Die werdende Mutter kann auch besenreiserähnliche Venen im Gesicht und an den Beinen entwickeln, die jedoch nach der Geburt des Kindes weniger auffällig werden. Positiv ist, dass das Baby klare Gesichtszüge entwickelt und deutliche Fingerabdrücke vorhanden sind. Die Ohren des Babys bewegen sich langsam in die richtige Position an der Seite des Kopfes, der Hals verlängert sich und das Kinn wird markanter. Das Baby beginnt, auf Reize aus der Außenwelt zu reagieren. Wenn Sie den Bauch Ihrer Partnerin berühren, können Sie die Bewegungen des Babys spüren.

Die Augenbrauen und die Haare auf dem Kopf Ihres Babys haben zu wachsen begonnen, und seine Knochen werden immer dichter. Ihr Baby hat vielleicht angefangen, am Daumen zu lutschen, wenn das Schwimmen anstrengend wird! Zusätzlich zu den Haaren auf seinem Kopf hat Ihr Baby jetzt möglicherweise dünne, vorübergehende Haare auf dem Kopf. Diese Haare werden als Flaum bezeichnet und fallen oft aus, wenn das Baby da ist. Die Organe des Babys sind vollständig ausgebildet, reifen aber weiter und entwickeln sich.

Die Beine und Arme des Babys werden mobil, und Ihre Partnerin kann von neuen Bewegungen berichten, z. B. von einer Schaukelbewegung, die das Ungeborene macht. Auch wenn die Augenlider noch geschlossen sind, macht Ihr Baby subtile Augenbewegungen!

Fünfter Monat

Durch den zunehmenden Umfang des Babybauchs wird die Schwangerschaft Ihrer Partnerin immer deutlicher. Vielleicht berichtet sie Ihnen auch, dass ihr Appetit in dieser Zeit zugenommen hat! Alles normal! Zu diesem Zeitpunkt sollte das Herz des Babys stark sein und gut pumpen.

Ihre Partnerin kann aufgrund des Wachstums des Babys vermehrt Schmerzen im unteren Rückenbereich verspüren, die sich auch auf den Bauchnabel und die Schamgegend ausdehnen können. Da Kreislaufschwankungen zu Schwindelgefühlen führen können, muss Ihre Partnerin das Aufstehen langsam üben.

Die sich entwickelnden Reflexe des Babys werden aktiviert und das Baby kann gähnen, sich strecken und sogar Grimassen schneiden. Da die Netzhaut Ihres Babys jetzt lichtempfindlich ist, kann es sich bewegen, um seine Augen zu schützen, wenn Sie mit einem Licht auf seinen Bauch leuchten.

In diesem Stadium beginnen sich die Bronchiolen, die Hauptluftwege in der Lunge des Babys, zu entwickeln. Die Haut des Babys ist noch lichtdurchlässig und in der Entwicklung begriffen, so dass die darunter liegenden Blutgefäße deutlich zu erkennen sind. In dieser Zeit bildet die Haut auch eine cremig-weiße Schutzschicht, die so genannte Vernix.

Obwohl Übelkeit und Erbrechen inzwischen weitgehend abgeklungen sein sollten, besteht die Gefahr, dass sich die Schleimhäute Ihrer Partnerin entzünden, was Symptome wie Erstickungsgefühle und Nasenbluten verursachen kann. Aufgrund der erweiterten Blutgefäße kann es auch zu roten Flecken im Gesicht, an den Armen und Schultern kommen.

Aufgrund der erhöhten Schilddrüsenaktivität kann es vorkommen, dass Ihre Partnerin mehr schwitzt als vor der Schwangerschaft. Vielleicht bemerken Sie auch, dass ihre Atmung schneller wird, besonders wenn sie Sport treibt.

Kegelübungen verbessern die Blasenkontrolle und können daher für Ihre Partnerin in dieser Zeit sehr hilfreich sein. Ihr Baby ist nun in der Lage, Geräusche wie die Stimme der Mutter und des Vaters beim Sprechen oder Singen, den Herzschlag und sogar das Geräusch des Bauches der schwangeren Frau zu hören. Das bedeutet, dass Sie eine Bindung zu Ihrem Baby aufbauen können, indem Sie mit ihm singen oder sprechen, denn es hört auch Geräusche aus der Außenwelt. Zu diesem Zeitpunkt können Sie und Ihre Partnerin viele Bewegungen beobachten, wenn sich Ihr Baby windet, wackelt und dreht.

Sechster Monat

Später, im zweiten Trimester, kann Ihre Partnerin häufiger unter Sodbrennen leiden, da die Gebärmutter mehr Druck auf den Magen ausübt. Sie kann auch trockene oder juckende Haut haben. Sie können ihr helfen, sich wohl zu fühlen, indem Sie sie mit Feuchtigkeit versorgen, vor allem ihre Brüste, ihren Bauch und Bereiche, die der Luft ausgesetzt sind, wie ihr Gesicht und ihre Hände. Ihr Baby wächst weiter und seine Muskeln werden mit der Zeit stärker.

Das Baby kann anfangen, Schluckauf zu haben, was zu ruckartigen Bewegungen führt. Sie können Ihrer Partnerin jedoch versichern, dass der Schluckauf dem Baby sicher nicht schaden wird. Wenn sich die Bänder Ihrer Partnerin in Vorbereitung auf die Geburt lockern, kann sie über mehr Schmerzen im Rücken und in den Hüften klagen. Vielleicht legt sie sich in dieser Zeit gerne hin und genießt beruhigende Massagen, die Ihre Zweisamkeit stärken... scheuen Sie sich auch nicht, sie zu fragen, ob sie etwas anderes ausprobieren möchte! Ihre Partnerin kann nach dem Geschlechtsverkehr leichte Krämpfe verspüren, aber eine sanfte Massage sollte ihr helfen, sich zu entspannen. Ihr Baby fängt an, weiße Blutkörperchen zu produzieren, die dazu beitragen, Krankheiten und Infektionen in Zukunft zu verhindern.

Gegen Ende des zweiten Trimesters werden Sie feststellen, dass sich die Brüste Ihrer Partnerin deutlich vergrößern, da sie sich darauf vorbereitet, Milch für das kommende Baby zu produzieren. Im gleichen Zeitraum wird die Haut des Babys eher matt als durchsichtig.

Das dritte Quartal

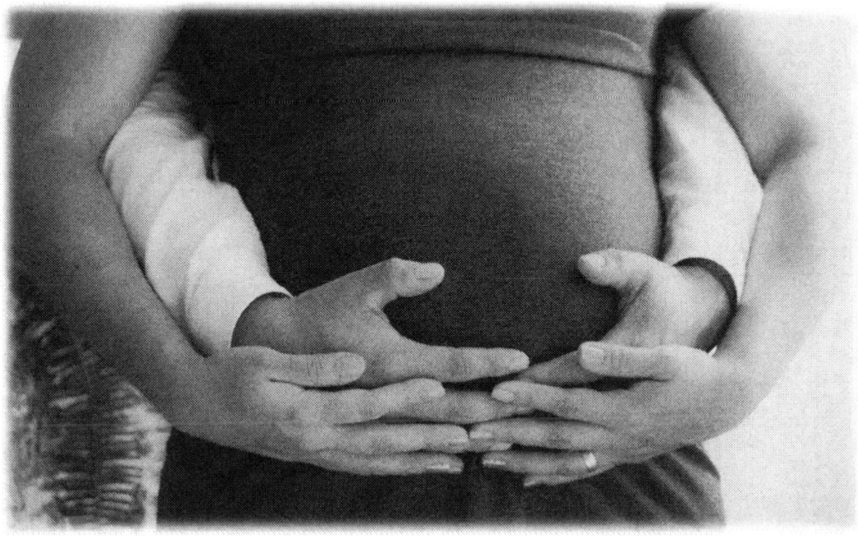

Siebter Monat

Im dritten Trimester wächst die Gebärmutter Ihrer Partnerin und dehnt sich oberhalb des Nabels aus. Sie kann über Wadenkrämpfe, Kurzatmigkeit und leichte Schwellungen der Füße und Knöchel klagen. Während das Baby weiter wächst und stärker wird, kann Ihre Partnerin auch Braxton-Hicks-Kontraktionen erleben, ein Zeichen der Vorbereitung auf die Wehen, das auftritt, wenn sich die Gebärmutter verhärtet und entspannt. Mit einem großen Bauch und dem Baby, das sich in der Gebärmutter bewegt, kann Ihre Partnerin Schwierigkeiten haben, einzuschlafen und durchzuschlafen. Ich kann Schwangerschaftsschlafkissen sehr empfehlen.

Da die Gebärmutter weiterhin auf andere Organe drückt, kann Ihre Partnerin über zunehmendes Unwohlsein, Beinkrämpfe und Ungeschicklichkeit klagen. Sprechen Sie mit Ihrer Partnerin über die Anzeichen von Frühgeburten, damit Sie vorbereitet sind, wenn Ihr Baby zu früh kommt. Wenn sich die Wehen nähern, kann die Frau unter anderem Schmerzen im unteren Rückenbereich, menstruationsähnliche Unterleibskrämpfe und Fruchtwasseraustritt verspüren. Das Baby strampelt und streckt sich weiter, obwohl die Bedingungen in der Gebärmutter etwas eingeschränkter sind als zuvor.

Später im letzten Schwangerschaftsdrittel kann Ihre Partnerin stärkere Schmerzen in Bauch und Becken verspüren, da das Baby immer noch gegen ihre Rippen drückt. Die Haare, Wimpern und Augenbrauen des Babys sind gut gewachsen und scheinen bereit für die Welt zu sein. Der winzige Mensch im Mutterleib Ihrer Partnerin produziert sogar selbst rote Blutkörperchen! Ihr Kind ist nun in der Lage, bestimmte Geräusche wie Musik und Stimmen, die es oft hört, zu erkennen. Dehnungsstreifen auf der Haut Ihrer Partnerin sind zwar auffälliger, aber sie sind fast vorbei!

Achter Monat

Möglicherweise bemerkt Ihre Partnerin, dass eine gelbliche Flüssigkeit aus ihrer Brust austritt. Diese Flüssigkeit heißt Kolostrum und wird vom Körper als Vorbereitung auf die Muttermilch produziert. In den letzten Wochen der Schwangerschaft kann es vorkommen, dass die Lust Ihrer Partnerin auf Sex nachlässt, aber wenn sie noch bereit ist, ist Sex in dieser Zeit sicher und schadet Ihrem Baby nicht.

Das Baby erkundet seine neue Atemkapazität und lernt zu blinzeln. Wenn sich die Gebärmutter Ihrer Partnerin ausdehnt, kann es sein, dass sie lieber häufigere, aber kleinere Mahlzeiten zu sich nimmt, um sich nicht unwohl zu fühlen.

Das Gehirn Ihres Babys ist jetzt in der Lage, Signale zur Regulierung seiner Körpertemperatur zu senden.

Die Gebärmutter Ihrer Partnerin drückt wahrscheinlich stark gegen Ihren Unterbauch, weil Ihr Bauch gedehnt ist. Dies kann auch Schmerzen im Brustkorb und in den Rippen verursachen. Im dritten Trimester bemerken Sie vielleicht, dass der Bauchnabel Ihrer Partnerin vorsteht oder größer erscheint, aber seien Sie nicht beunruhigt, denn dies ist eine weitere Folge der wachsenden Gebärmutter. Die Haut Ihres Babys ist jetzt nicht mehr rot, sondern rötlich. Abgesehen von der Lunge, die etwas mehr Zeit braucht, sollten die Organe des Babys fast fertig sein. Die Nägel des Babys sind so gewachsen, dass sie das Nagelbett bedecken, aber die Zehennägel haben noch nicht ihre volle Länge erreicht.

Ihr heranwachsendes Baby lagert weiterhin Fett unter der Haut ein, um die Körpertemperatur nach der Geburt aufrechtzuerhalten. Falls Sie es noch nicht getan haben, ist das dritte Trimester die Zeit, in der Sie und Ihre Partnerin sicherstellen sollten, dass Sie genügend Babykleidung, Möbel und andere Ausrüstungsgegenstände haben, zumindest für die ersten Wochen, die das Baby bei Ihnen ist.

Neunter Monat

In den letzten Wochen hat sich die Gebärmutter Ihrer Partnerin wahrscheinlich vergrößert und ist näher an den oberen Rand ihres Brustkorbs gerückt. Es ist auch möglich, dass sich Ihr Rücken steifer anfühlt und Sie ein Schweregefühl im Gesäß und Becken verspüren. Ihr Baby beginnt, ein Schlafverhalten zu entwickeln. Das Baby kann sich im Unterleib nach unten bewegen. Wenn alles gut geht, sollte sich das Baby in die Kopfunterlage begeben, um sich auf die Geburt vorzubereiten.

Es ist wahrscheinlich, dass Ihre Partnerin oder Sie selbst einen Moment der Anspannung empfinden, wenn der lang erwartete Tag näher rückt – keine Sorge, das ist völlig normal! Nach neun langen Monaten seid ihr jetzt müde! Gebt euch gegenseitig Kraft.

Die Haut des Babys wird glatter und weniger faltig, und seine Beinchen werden jeden Tag runder. Es kann sein, dass es für das Baby schwieriger ist, sich zu bewegen als zuvor, aber es sollte immer noch treten. Das Immunsystem des Babys nutzt die Antikörper der Mutter, um es vor Krankheiten zu schützen. Die Wachstumsrate des Babys verlangsamt sich gegen Ende des dritten Trimesters, aber seine Fettzellen wachsen weiter, um sich auf sein neues Leben mit Ihnen vorzubereiten.

Am Ende des dritten Trimesters ist das Skelett des Babys definiert und die Muskeln sind voll entwickelt. Die Lungen des Babys haben ihr volles Potenzial erreicht und sind nun in der Lage, außerhalb des Mutterleibs ohne Schwierigkeiten zu atmen. Das Köpfchen des Babys sollte in das Becken Ihrer Partnerin gesunken sein, und obwohl sie vielleicht ein Völlegefühl und Unbehagen verspürt, ist es bald soweit! Ein Tipp, um ihr das Atmen zu erleichtern: Wenn sie mit leicht gesenktem Kopf auf dem Rücken liegt, kann sich ihre Lunge besser ausdehnen.

Ihr neugieriges Kind ist jetzt bereit, in die Familie aufgenommen zu werden! Es kann jetzt atmen, weinen und essen. Wenn jedoch der Geburtstermin Ihrer Partnerin verstreicht und das Baby nicht kommt, sollten Sie sich nicht stressen lassen, denn die Fachleute, die Ihnen zur Seite stehen, werden wissen, wie Sie damit umgehen müssen. Es kann sein, dass Ihre Partnerin während der Wehen keine Nahrung zu sich nehmen möchte, aber Sie müssen mit dem Gesundheitsteam abklären, welche Ernährungsmöglichkeiten es gibt.

Kapitel 3:

Emotionen und Unterstützung

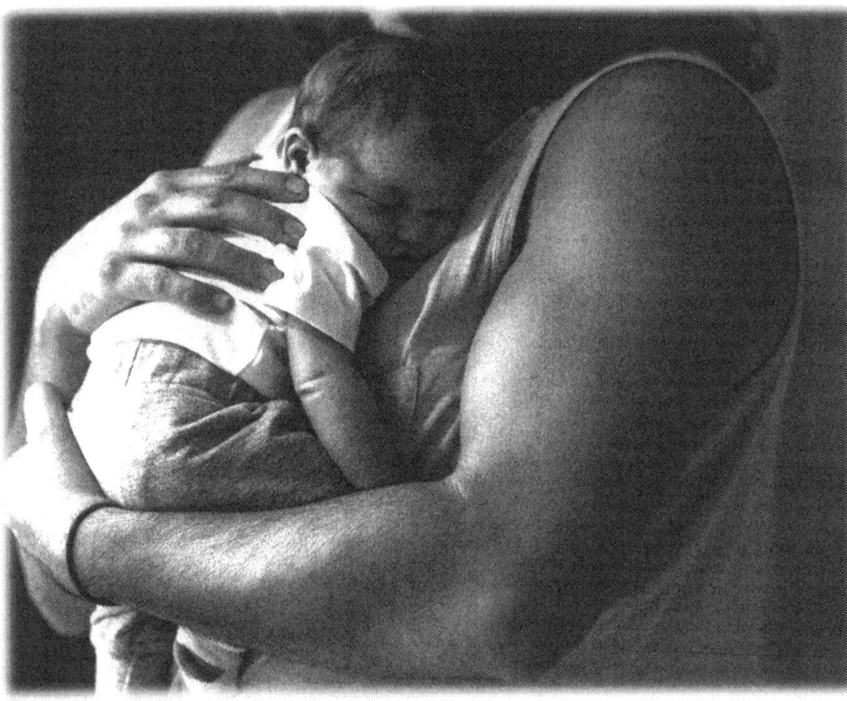

Vorbereitung auf die Vaterschaft

Die Nachricht, dass man bald Vater wird, kann eine Reihe von Gefühlen auslösen, darunter Freude, Überraschung und Angst. Wenn Sie sich darauf vorbereiten, Vater zu werden, sollten Sie sich unbedingt genügend Zeit nehmen, um sich selbst zu verstehen, sich von anderen beraten zu lassen und Strategien für den Umgang mit Ihren Ängsten zu finden.

Sie sind vielleicht nicht derjenige, die das Kind in ihrem Körper trägt, aber das bedeutet nicht, dass Sie nicht Teil der Schwangerschaft oder der Geburt sind. Diejenigen, die eine Adoption oder Leihmutterschaft in Erwägung ziehen, können dasselbe sagen: Es gibt zweifellos Möglichkeiten, sich in den Prozess einbezogen zu fühlen. Es gibt viele Bücher auf dem Markt, die sich an werdende Väter richten, aber Sie müssen sich nicht darauf beschränken, nur diese zu lesen. Sie könnten auch an einigen Online-Communities teilnehmen, die Väter ermutigen, in einem positiven, urteilsfreien Umfeld zu lernen.

- Besprechen Sie Erziehungsfragen mit Ihrer Partnerin.

Diese Zeit ist eine hervorragende Gelegenheit, ein Gespräch darüber zu beginnen, welche Art von Elternteil jeder von Ihnen werden möchte. Sind Sie beide fest entschlossen, das Baby zu stillen? Ihre Unterstützung ist für ein erfolgreiches Stillen sehr wichtig. Möchten Sie das Baby in Ihrem Zimmer, in seinem Bettchen oder in seinem Zimmer schlafen lassen? Haben Sie vor, sofort nach der Ankunft des Babys zu arbeiten? Welche Art von Babypflegeprodukten haben Sie gekauft?

Bedenken Sie, dass Sie beide diese Ideen vorerst nur auf theoretischer Ebene betrachten. Es ist möglich, dass sich Ihre Gefühle nach der Ankunft Ihres bezaubernden kleinen Wonneproppens ändern werden. Es ist möglich, dass sich das Stillen schwieriger gestaltet als erwartet oder dass Sie die Verwendung von Milchpulver neu bewerten müssen.

Es gibt auch Gespräche, die noch nicht entscheidend sind, es aber in Zukunft sein werden. Bevor Ihr Kleines erwachsen wird und sich zwangsläufig zunächst falsch verhält, sollten Sie und Ihre Partnerin offen über Disziplinierung sprechen, die verschiedene Strategien umfassen sollte. Ist es akzeptabel, mit dem Kind zu schimpfen? Wenn Sie das Gespräch jetzt beginnen, öffnen sich die Kommunikationskanäle und Sie beide können sich auf die Erziehung einigen.

- Stellen Sie sich den Vater vor, der Sie sein möchten.

Es ist leicht, in die Falle zu tappen und zu denken, dass man nie in der Lage sein wird, den Standards des Vaters, den man bewundert, oder der Vaterfigur aus der Comedy-Serie, die man am liebsten mag, gerecht zu werden. Nehmen Sie sich etwas Zeit, um sich selbst zu versichern, dass Sie auf Ihre eigene Art und Weise ein hervorragender Vater sein werden, und machen Sie dann mit Ihrem Tag weiter. Stellen Sie sich vor, wie es für Sie wäre, wenn das passieren würde. An welchen Aktivitäten nehmen Sie normalerweise teil? Wo verbringen Sie die Zeit mit Ihrem Kind, wenn Sie nicht zu Hause sind? Welche Momente möchten Sie auf keinen Fall verpassen?

Wenn diese Vorschläge nicht funktionieren, können Sie versuchen, sich Ihr Kind als Erwachsenen vorzustellen. Was hoffen Sie, dass die Leute über Sie sagen werden? Richten Sie Ihre Aufmerksamkeit auf die Lebenslektionen, die Richtung und die Liebe, die Sie an die nächste Generation weitergeben möchten. Betrachten Sie Ihre Funktion im Verhältnis zu der Ihrer Partnerin und überlegen Sie, wie Sie beide sich gegenseitig ergänzen können. Wenn Sie verschiedene Erziehungsansätze erforschen und herausfinden, welcher am besten zu Ihnen passt, können Sie entscheiden, welcher Vater Sie sein werden.

- Beteiligen Sie sich an dem Prozess.

Nehmen Sie voll und ganz an den Erfahrungen Ihrer Partnerin beim Tragen Ihres Babys teil. Widmen Sie einen Teil Ihrer Zeit schwangerschaftsbezogenen Aktivitäten und pflegen Sie eine aktive Beziehung zu Ihrer Partnerin. Die ersten Tage sind von entscheidender Bedeutung, denn sie bestimmen, wie sehr Sie sich engagieren werden, sobald Ihr Baby da ist. Jede Entwicklungsphase bringt einzigartige Wunder und außergewöhnliche Wachstumschancen mit sich, und Sie wollen nichts verpassen.

Es wäre schön, wenn Sie alle Vorsorgeuntersuchungen Ihrer Partnerin wahrnehmen könnten, aber wenn Sie aus beruflichen Gründen immer viel zu tun haben, müssen Sie unbedingt die erste Untersuchung wahrnehmen, bei der die Schwangerschaft bestätigt wird, die Untersuchung, bei der Sie die Möglichkeit haben, den Herzschlag des Babys zu hören, die Untersuchung zur Feststellung des Geschlechts und den ersten Blick auf das Profil Ihres Babys! Stellen Sie Ihrem Arzt Fragen zu den Phasen der Schwangerschaft, zum Wachstum des Babys und zu den normalen Veränderungen bei Ihrer Partnerin. In Ihrer Freizeit können Sie auch lernen, wie man mit einem Neugeborenen umgeht, die verschiedenen Alternativen und Entbindungspläne besprechen und mit Ihrer Partnerin die Krankenhaustasche vorbereiten. Haben Sie Spaß dabei und nutzen Sie die Gelegenheit, die Bindung zu Ihrem Baby und der werdenden Mutter zu stärken.

- Beginnen Sie, als Team zusammenzuarbeiten.

Sie und Ihre Partnerin werden davon profitieren, wenn Sie sich als Team und nicht als zwei Einzelpersonen betrachten. Auch wenn Sie keine dauerhafte Liebesbeziehung zur Mutter Ihres Babys haben, werden Sie immer eine Bindung zu Ihrem Kleinen haben, und das ist es wert, mit der werdenden Mutter zusammenzuarbeiten. Während Sie sich mental auf Ihre Vaterschaft vorbereiten, ist es am besten, wenn Sie es vermeiden, euch gegenseitig überbieten zu wollen, als ob Elternschaft ein Spiel wäre.

Wenn zum Beispiel Ihre Partnerin bei der Geburt mit Müdigkeit und Übelkeit zu kämpfen hat, ist es für Sie und Ihr Baby von Vorteil, wenn Sie ihr helfen. Sie können auf verschiedene Weise zu dem gemeinsamen Ziel beitragen, für Ihre Familie da zu sein, z. B. durch die Bereitstellung von Lebensmitteln, die Verbesserung Ihrer hauswirtschaftlichen Fähigkeiten oder einfach durch regelmäßige Besuche, wenn Sie weit weg wohnen.

- Optimieren Sie Ihre Finanzen.

Die ersten Monate der Schwangerschaft sind eine gute Gelegenheit, Ihre finanzielle Situation zu analysieren. Leider ist es möglich, dass Ihre Partnerin einen Einkommensrückgang erlebt und/oder einen bezahlten oder unbezahlten Elternurlaub in Erwägung zieht, aber dennoch viele medizinische Kosten zu tragen hat. Wenn Sie sich beide im Voraus auf die finanzielle Situation vorbereiten, können Sie Ihre Schwangerschaft angenehmer gestalten.

Bringen Sie Ihr Geld in Ordnung, richten Sie die automatische Zahlung von Rechnungen ein (Sie werden müde sein und an vieles denken müssen, einige Zahlungen könnten Ihnen durch die Lappen gehen), bezahlen Sie die ausstehenden Rechnungen, wenn Sie können. Aber wie? Beispiele hierfür sind die Schuldenkonsolidierung oder die Beantragung von Sozialleistungen. Da die Elternschaft eine ganze Reihe zusätzlicher finanzieller Verpflichtungen mit sich bringt, sollten Sie alles tun, um Ihre derzeitige finanzielle Situation weniger belastend zu gestalten.

- Akzeptieren Sie die Möglichkeit, dass sich Ihr Sexualleben verändern wird.

Wenn Sie Vater werden, wird das mit Sicherheit Auswirkungen auf Ihr Sexualleben haben. Wenn Sie zum ersten Mal erfahren, dass Ihre Partnerin schwanger ist, können Sie ein breites Spektrum an Gefühlen erleben, darunter ein unglaubliches Gefühl der Verbundenheit mit ihr und der Wunsch nach intimen sexuellen Kontakten, Angst vor allem, was sich auf Ihre Schwangerschaft auswirken könnte, oder einfach ein Gefühl der Ratlosigkeit. Eine weitere Situation, in der eine offene Kommunikation unerlässlich ist, ist diese.

Sie werden sicher viele Witze darüber hören, dass Ihr Sexualleben vorbei ist, oder sich über die körperlichen Veränderungen während der Schwangerschaft lustig machen. Diese Kommentare sind nicht hilfreich, weil sie die emotionale Komplexität von Sexualität und Elternschaft nicht berücksichtigen. Die Wahrheit ist, dass die Rückkehr zur sexuellen Aktivität nach der Schwangerschaft eine gewisse Zeit in Anspruch nimmt, und wir sprechen hier nicht nur von der empfohlenen sechswöchigen Ruhe- und Erholungsphase nach der Geburt.

Es ist wichtig, dass Sie mit Ihrer Partnerin über ihre Bedürfnisse und Ihre eigenen Bedürfnisse in Bezug auf Intimität und Sex sprechen. Es ist auch wichtig, Verständnis für die Veränderungen aufzubringen, die Sie und die Mutter durchmachen, wie z. B. die Unfähigkeit zu schlafen und die emotionalen Auswirkungen der ersten Elternschaft. Aber die sexuelle Aktivität nach der Geburt kann sogar noch befriedigender sein. Sie sind auf eine Weise miteinander verbunden, wie Sie es vorher nicht waren, und die Erfahrung der Elternschaft selbst kann viele Paare noch näher zueinander bringen.

- Erstellen Sie einen Haushaltsplan für Ihre Familie.

Denken Sie gemeinsam mit Ihrer Partnerin über die finanziellen Auswirkungen der Elternschaft nach, wenn Sie einen Ausgabenplan für Ihre Familie aufstellen. Die Kosten für alles, von der Kinderbetreuung über Stillexperten bis hin zu einem Kinderbett, das den Sicherheitsstandards entspricht, sollten nicht überschätzt werden. Auch wenn all diese Dinge in einer bestimmten Preisspanne liegen, sollten Sie in Ihrem Budget noch Platz für die teureren Optionen lassen, damit der Kauf fachkundiger Unterstützung, wenn Sie sie wirklich brauchen, Ihre finanzielle Situation nicht ruiniert. Das verbleibende Geld kann auf die Seite gelegt werden, um unausweichliche zukünftige Ausgaben zu decken, wie z. B. Zahnbehandlungen, die Kosten für ein Studium oder eine Berufsausbildung, die Kosten für einen Familienurlaub und vieles mehr.

Vorbereitungen für den Wandel

Wenn Sie erfahren, dass Ihre Partnerin schwanger ist, wird Ihnen sofort klar, dass sich Ihr Leben in vielerlei Hinsicht verändern wird. Vielleicht sind Sie neugierig, inwieweit sich Ihr Alltag verändert, während sie das Kind austrägt. Während des Prozesses wird die Frau viele körperliche und emotionale Veränderungen durchmachen. Es wird große und kleine Veränderungen geben. Einige davon sind vorhersehbar, während andere Sie überraschen werden.

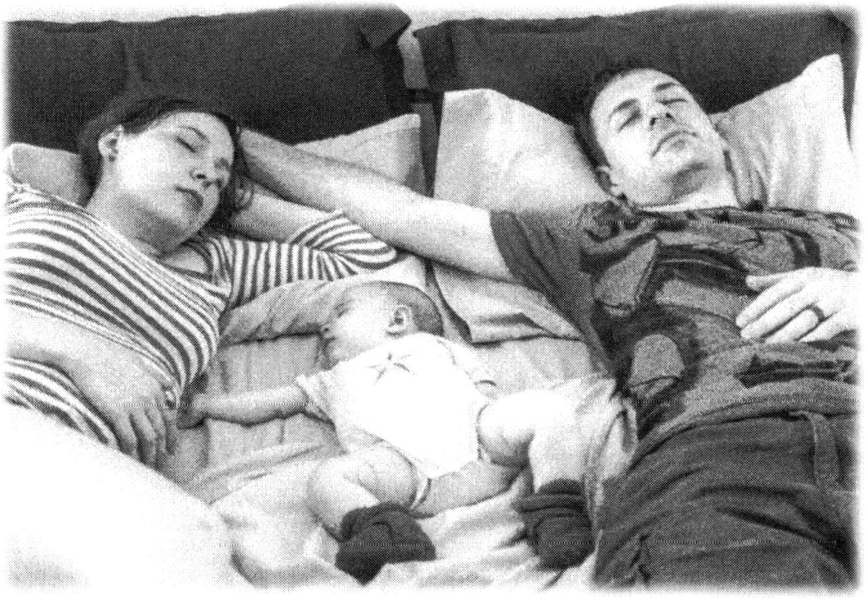

Ihre Partnerin wird ein größeres Bedürfnis haben, von Zeit zu Zeit auf die Toilette zu gehen. Vielleicht bemerken Sie, dass sie in den frühen Stadien der Schwangerschaft häufiger auf die Toilette muss, manchmal sogar bevor Sie merken, dass sie ein Kind bekommt. Dies ist ein völlig normales Phänomen, das auf die erhöhte Menge an humanem Choriongonadotropin (hCG) im Körper einer Frau zurückzuführen ist. Dieses Hormon verursacht häufigeres Wasserlassen und kann auch für die lästige morgendliche Übelkeit verantwortlich sein, die die Freude Ihrer Partnerin beeinträchtigt.

Es ist unvermeidlich, dass das sich entwickelnde Baby einen Teil seines eigenen Gewichts zum Gewicht der Mutter hinzufügt, aber auch der Körper Ihrer Partnerin wird sich ausdehnen, um Platz für den unschuldigen Neuankömmling zu schaffen. Sprechen Sie mit Ihrem Arzt über den gesunden Bereich der Gewichtszunahme Ihrer Partnerin und halten Sie sich gemeinsam so weit wie möglich an gute Essgewohnheiten.

Die werdende Mutter fühlt sich häufiger müde und hat möglicherweise mehr Schwierigkeiten, einzuschlafen oder durchzuschlafen. Aufgrund der Veränderungen in ihrem Körper werden Sie feststellen, dass Ihre Partnerin häufiger müde wird. Andererseits kann es für sie schwieriger sein, die richtige Schlafposition zu finden, was es ihr erschweren kann, überhaupt zu schlafen. Das Schlafen auf der Seite ist die sicherste und bequemste Position für Ihre Partnerin während dieser Zeit, aber es kann schwierig sein, sich daran zu gewöhnen, wenn sie es gewohnt ist, auf dem Bauch oder Rücken zu schlafen.

Da sich der Körper Ihrer Partnerin verändert, kann es sein, dass sie eine verstopfte Nase hat. Als ob dies nicht schon genug wäre, kann der verstopfte Nasengang auch häufiges Nasenbluten verursachen. Dies ist auf hormonelle Veränderungen zurückzuführen, die die Schleimhäute beeinflussen.

Sie und Ihre Partnerin werden auch Ihre Zeitpläne anpassen müssen. Bei Ihren Planungen müssen Sie auch schwangerschaftsbedingte Termine berücksichtigen. Das bedeutet auch, dass Sie möglicherweise einige Verpflichtungen absagen müssen, um Krankenhaustermine und andere Vorbereitungen für das Baby zu bewältigen.

Einbindung

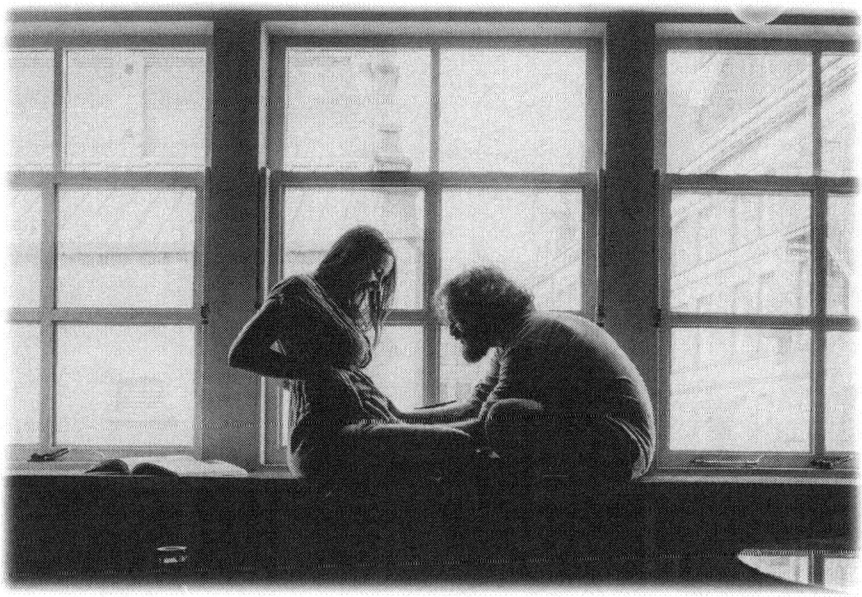

Eine Schwangerschaft ist im Allgemeinen eine aufregende Zeit, aber manchmal haben werdende Eltern das Gefühl, dass der Prozess nicht nur mit Freude, sondern auch mit Ängsten verbunden ist. Sie und Ihre Partnerin haben vielleicht eine lange Liste von Dingen, die vor und nach der Ankunft des Babys zu erledigen sind. Diese Erfahrung zwingt Sie dazu, sich an veränderte Umstände und unbeantwortete Fragen zu Schwangerschaft und Geburt anzupassen.

Andererseits kann diese Erfahrung Ihre Bindung zur werdenden Mutter stärken und Ihre Chancen auf eine Zusammenarbeit erhöhen, denn die Schwangerschaft zwingt Sie dazu, sich gegenseitig zu unterstützen.

Es ist wichtig, dass Sie sich darüber informieren, wie Sie gemeinsam mit Ihrer Partnerin mit den Veränderungen in der

Schwangerschaft umgehen können, vor allem, weil es Ihr erstes Kind sein wird.

Wenn Sie Ihre Partnerin unterstützen, können Sie dies versuchen:

- sie zu pränatalen Terminen begleiten
- ihr bei der Auswahl der pränatalen Untersuchungen helfen
- gemeinsame Teilnahme an Geburtsvorbereitungskursen

Ihre Partnerin muss von Ihnen ermutigt und beruhigt werden, Sie sind ein sehr wichtiger Teil dieser Reise, seien Sie ausgeglichen. Wegen der vielen Veränderungen in ihrem Körper können die Hormone ziemlich durcheinander geraten, so dass Ihre Partnerin Ihre Zuneigung spüren muss, um zu wissen, dass Sie noch bei ihr sind. Sie können emotionale Unterstützung bieten, aber Sie werden sie auch brauchen.

- Versuchen Sie, so viele nahrhafte Lebensmittel wie möglich zu verzehren, denn das hilft Ihnen, sich gesund zu ernähren.
- Unterstützen Sie sie dabei, die notwendigen Änderungen in ihrem Lebensstil vorzunehmen. Da sie keinen Alkohol konsumieren darf und ihren Koffeinkonsum reduzieren muss, können Sie beschließen, den Alkohol- und Kaffeekonsum ganz aufzugeben oder deutlich zu reduzieren. Wenn Sie darüber nachdenken, Ihren Lebensstil zu ändern, könnte jetzt der richtige Zeitpunkt sein, dies zu tun.
- Ermutigen Sie Ihre Partnerin, sich oft auszuruhen und tagsüber ein Nickerchen zu machen, falls nötig. Das liegt daran, dass die Schwangerschaftshormone das Aktivitätsniveau und das Schlafbedürfnis der Frau verändern können.

- Sie können auch mit Ihrer Partnerin spazieren gehen. So haben Sie beide die Möglichkeit, sich zu bewegen und mit anderen Menschen zu plaudern.

Manche Frauen möchten während der Schwangerschaft weniger sexuell aktiv sein. Während das Baby weiter wächst, kann es sein, dass Ihre Partnerin Müdigkeit und Unwohlsein verspürt. Vielleicht fühlt sie sich auch unsicher wegen der Veränderungen in ihrem Körper. Es gibt jedoch auch andere schwangere Frauen, die während der Schwangerschaft mehr Sex haben möchten. Es ist wichtig, dass Sie mit Ihrer Partnerin über ihre Gefühle in Bezug auf Sex während der Schwangerschaft sprechen. Ermutigen Sie sie, sich zu öffnen, damit Sie bewusst Veränderungen in Ihrer intimen Beziehung vornehmen können.

Was die physische Unterstützung betrifft, so gewöhnen Sie sich daran, sich um Ihr Haus zu kümmern, wann immer Sie frei haben. Dies ist besonders wichtig, wenn sich die werdende Mutter sehr erschöpft fühlt oder wenn bestimmte Gerüche aus der Küche bei ihr Übelkeit hervorrufen.

Wenn Sie Raucher sind, vermeiden Sie es, in ihrer Gegenwart zu rauchen. Wenn Sie den Wunsch haben, mit dem Rauchen aufzuhören, können Sie sich auch für ein Programm anmelden, das Ihnen hilft, vollständig mit dem Rauchen aufzuhören. Wenn Sie nicht die Absicht haben, mit dem Rauchen aufzuhören, können Sie versuchen, die Anzahl der täglich konsumierten Zigaretten zu reduzieren oder einfach das Haus zu verlassen, wenn Sie den Drang zum Rauchen verspüren.

Es ist wichtig zu wissen, liebe werdende Väter, dass dies nicht bedeutet, dass jeder von Ihnen erwartet, dass Sie während der Schwangerschaft alles tun und geben. Auch wenn sich die Menschen in Ihrem Umfeld mehr auf Ihre Partnerin und das ungeborene Kind konzentrieren, bedeutet das nicht, dass Ihre Familie und Freunde Sie vergessen haben.

Führen Sie ein langes und ausführliches Gespräch mit der werdenden Mutter darüber, wie Sie beide sich fühlen. So wie sich Ihre Partnerin Ihnen gegenüber öffnet, um ihre Bedürfnisse zu äußern, können Sie das Gleiche mit den Ihren tun, ohne dass jemand denkt, Sie seien schwach, faul oder nachlässig. Wenn Sie zum Beispiel einen engen Zeitplan haben und sich an dem Tag, an dem sie ins Krankenhaus gehen will, ausruhen wollen, können Sie ihr das einfach mitteilen. Ihre Partnerin wird es wahrscheinlich zu schätzen wissen, dass Sie ehrlich zu ihr waren, anstatt Sie zu zwingen, sie zu begleiten und dann im Wartezimmer einzuschlafen.

Besprechen Sie mit Ihrer Partnerin, welche Rolle Sie während der Wehen und der Geburt spielen möchten. Einige werdende Mütter möchten, dass Ihr Partner bei der Geburt des Kindes dabei ist, andere nicht. Auch andere werdende Väter könnten Angst verspüren und beschließen, nicht anwesend zu sein. Sie und Ihre Partnerin sollten in der Lage sein, zusammenzuarbeiten und zu entscheiden, was in Ihrem besten Interesse ist.

Sie können auch mit anderen Vätern und werdenden Müttern in Kontakt treten, um Erfahrungen, Ideen und Ratschläge auszutauschen. Die Teilnahme an Geburtsvorbereitungskursen kann Ihnen die Möglichkeit bieten, Kontakte zu anderen Männern zu knüpfen, die sich in der gleichen Situation wie Sie befinden.

Ankündigung von Neuigkeiten

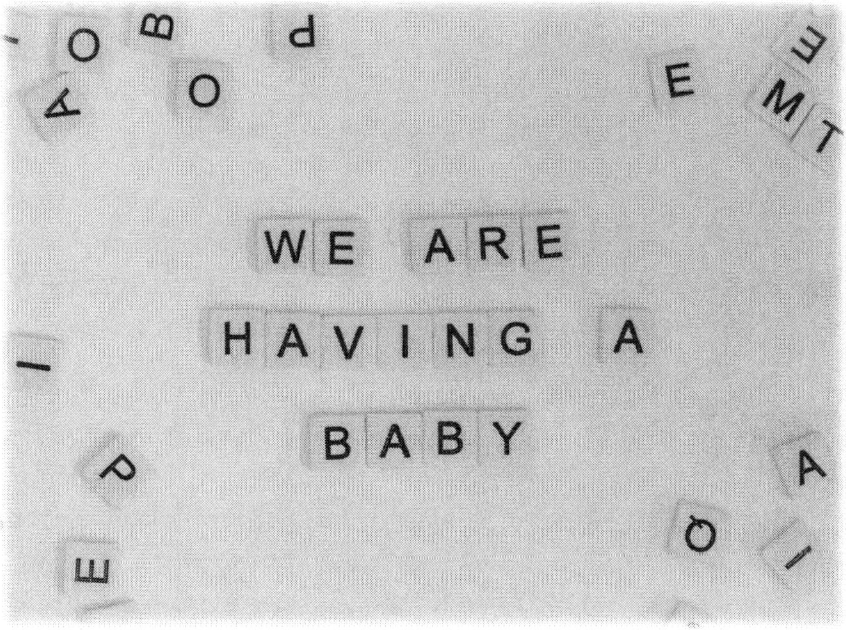

Die Bekanntgabe einer Schwangerschaft ist eine große Sache, denn ein Baby zu erwarten, ist eine besondere Nachricht. Wenn Sie und Ihre Partnerin erfahren, dass Sie ein Baby erwarten, fühlen Sie sich vielleicht wie ein Lottogewinner, vor allem, wenn Sie es sich schon so lange gewünscht haben. Vielleicht möchten Sie es allen mitteilen, aber Sie müssen vorsichtig sein, wann und wie Sie die Nachricht überbringen. Wann ist der richtige Zeitpunkt, um die Nachricht zu überbringen? Der Zeitpunkt hängt sehr stark davon ab, wie Sie und Ihre Partnerin sich entscheiden.

Die meisten Paare entscheiden sich dafür, die Schwangerschaft nach der 14. Woche bekannt zu geben, andere wollen bis zum vierten oder fünften Monat warten. Sie tun dies oft, um das Geschlecht des Babys herauszufinden und sich zu vergewissern, dass die Ergebnisse des Ultraschalls normal sind, bevor sie mit anderen feiern. Es ist jedoch nicht notwendig, das Geschlecht des Babys zu kennen, um zu verkünden, dass Sie schwanger sind. Wenn die Ultraschallergebnisse nach der Bekanntgabe der Nachricht abnormal sind, könnten Sie die Unterstützung von Freunden und Familie zu schätzen wissen.

Sie können beschließen, die Nachricht erst Ihren engsten Verwandten und einigen engen Freunden mitzuteilen, bevor Sie den Rest der Welt informieren, oder es allen gleichzeitig mitzuteilen.

Wenn Sie nicht bereit sind, die Informationen preiszugeben, tun Sie es nicht. Wenn Bekannte bemerken, dass Ihre Partnerin seinen Wein nicht trinkt, können sie versuchen, Ihnen diese Information zu entlocken, um ihre Neugier zu befriedigen. Fühlen Sie sich jedoch nicht verpflichtet, etwas preiszugeben, wenn Sie dazu noch nicht bereit sind. Wenn Sie sich in einer solchen Situation befinden, können Sie einfach das Thema wechseln oder der neugierigen Person sagen, dass Sie sich erst sicher sein können, wenn sie sich zeigt.

Sobald Sie und Ihre Partnerin dazu bereit sind, sollten Sie es zunächst mit den Menschen teilen, die Ihnen am nächsten stehen. Künftige Großeltern werden sich unwichtig fühlen, wenn sie die Nachricht auf Instagram sehen, bevor Sie sie anrufen, um ihnen die guten Neuigkeiten mitzuteilen. Sie sollten es nicht in der Öffentlichkeit erfahren, wobei es nicht schaden würde, sie anzurufen, wenn sie weit weg sind.

Seien Sie immer vorsichtig, mit wem Sie Ihre Neuigkeiten teilen. Wenn Sie Fotos Ihres sich entwickelnden Fötus öffentlich auf Facebook posten oder den Beitrag für Freunde von Freunden freigeben, sollten Sie daran denken, dass Sie nicht mehr kontrollieren können, wie andere die Bilder verwenden. Das bedeutet einfach, dass Sie, wenn Sie mit einem großen Publikum feiern müssen, es sich nicht leisten können, so locker und frei zu sein, wie Sie es sind, wenn Sie Bilder mit engen Freunden und der Familie teilen.

Kapitel 4:

Logistik bei der Geburt

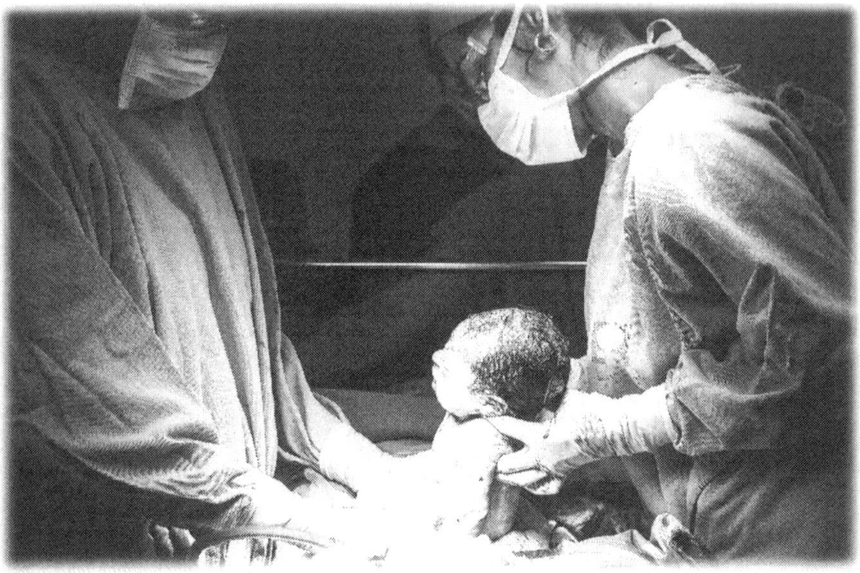

Auswahl eines Krankenhauses

Wie würden Sie sich den Verlauf der Geburt Ihrer Partnerin wünschen, wenn Sie alles haben könnten? Bedenken Sie, dass es möglich ist, dass Ihre Partnerin zu einer anderen Hebamme geht, je nach den Bereitschaftsdienstzeiten der Ärzte. Wenn bei Ihrer Partnerin nachts die Wehen einsetzen, kann sie zu einem beliebigen Gynäkologen gehen, der in dieser Schicht arbeitet. Aber auch wenn es tagsüber ist, kann es sein, dass sie mit Hilfe von jemandem entbindet, mit dem Sie das noch nie besprochen haben. In solchen Situationen ist es wichtig, das Krankenhaus zu finden, in dem Sie sich am wohlsten fühlen, bevor das Baby kommt. Die Wahl des richtigen Krankenhauses oder der richtigen Klinik hat einen erheblichen Einfluss darauf, wie Ihre Partnerin die Geburt erlebt, unabhängig davon, wie sich die Dinge während des Prozesses entwickeln werden.

- Beginnen Sie mit den Grundlagen.

Es kann sein, dass Sie und Ihre Partnerin wegen der medizinischen Kosten (wenn es sich um eine Privatklinik handelt) oder wegen des im Krankenhaus verfügbaren medizinischen Personals nicht in der Lage sind, für die Entbindung irgendwohin zu fahren. Ihre Möglichkeiten können durch andere Aspekte wie Ihren Wohnort und den allgemeinen Gesundheitszustand Ihrer Partnerin weiter eingeschränkt sein.

- Vorbereiten.

Da Sie sich nach Ihrer Rückkehr nach Hause nur noch ausruhen und sich um Ihr Baby kümmern wollen, ist es wichtig, dass Sie und Ihre Partnerin alle möglichen Vorbereitungen im Voraus treffen.

Wenn Sie die Möglichkeit haben, sollten Sie sich rechtzeitig vor dem Entbindungstermin mit dem Nötigsten wie Toilettenpapier, Binden und Windeln eindecken. Sie können auch Mahlzeiten im Voraus zubereiten und für die Zeit nach der Ankunft des Babys in den Gefrierschrank legen, denn dann gibt es viel zu tun.

Bei der Auswahl eines Krankenhauses sollten einige der folgenden Faktoren untersucht und diskutiert werden:

- Die Zeit, die benötigt wird, um das Zielkrankenhaus von Ihrem Wohnort aus zu erreichen.

Es ist nicht ratsam, ein Krankenhaus zu wählen, das sehr weit entfernt oder aufgrund des schlechten Straßennetzes schwer zu erreichen ist. Denn Sie müssen sich keine Gedanken über Verkehrsstaus machen, wenn Ihr Baby schon unterwegs ist. Wenn die Entfernung zwischen Ihrem Wohnort und dem Krankenhaus den Verlauf der Geburt beeinträchtigt, ist der Zweck der Wahl einer Entbindungsklinik verfehlt. In solchen Fällen werden Sie feststellen, dass Sie gut daran getan hätten, ein Krankenhaus in der Nähe zu wählen.

- Orte, an denen Risikoschwangerschaften möglich sind.

Wenn Ihre Partnerin eine Risikoschwangerschaft hatte oder bereits gesundheitliche Probleme hat, die die Schwangerschaft beeinträchtigen könnten, muss die von Ihnen gewählte Entbindungsklinik für den schlimmsten Fall gerüstet sein. Zu den Faktoren, die Sie berücksichtigen sollten, gehören die Verfügbarkeit einer Blutbank, einer Neugeborenen-Intensivstation (NICU), die Möglichkeit, Ihre Partnerin zu überwachen, falls Sie die Wehen einleiten müssen, und vieles mehr. Risikoschwangerschaften erfordern eine angemessene medizinische Versorgung, die sehr wichtig ist, wenn die Möglichkeit besteht, dass Ihre Situation kompliziert wird.

- Bereitstellung von Versicherungsschutz.

Es ist wichtig, Entbindungskliniken zu finden, in denen die Ärzte Ihre Versicherung akzeptieren, da es eine breite Palette von Versicherungsoptionen sowohl außerhalb als auch innerhalb Ihres Versicherungsnetzes gibt.

Strategien für die Auswahl einer Entbindungsklinik

Es gibt keinen Grund, den Ort der Geburt zu früh zu wählen. Die meisten Frauen beginnen mit der ernsthaften Suche nach ihrem bevorzugten Geburtsort, nachdem sie ein positives Ergebnis eines Schwangerschaftstests erhalten haben, aber manche denken auch schon vor der Schwangerschaft darüber nach, wo sie entbinden möchten, und das ist auch gut so. Obwohl es Ihnen und Ihrer Partnerin freisteht, während der Schwangerschaft jederzeit den Arzt zu wechseln, ist es in Ihrem Interesse, einen Arzt zu finden, bei dem Sie sich wohl fühlen, solange Sie noch genügend Zeit haben.

- Prüfen Sie die verschiedenen Optionen.

Besprechen Sie mit Ihrer Partnerin, wie der Geburtsvorgang ablaufen soll, und teilen Sie ihr mit, ob Sie besondere Wünsche haben. Nutzen Sie diese Gelegenheit, um auch über andere wichtige Dinge im Zusammenhang mit dem Geburtsvorgang zu sprechen. Nicht jeder entscheidet sich für eine natürliche Entbindung. An einigen Orten gibt es Vorschriften, die die Anzahl der Personen, die sie besuchen können, begrenzen, aber auch das müssen Sie berücksichtigen. Um ein unvergessliches Erlebnis zu haben, sollten Sie herausfinden, wie Sie und Ihre Partnerin sich am wohlsten fühlen. Um unangenehme Überraschungen zu vermeiden, können Sie einige Nachforschungen anstellen und sich über die folgenden Punkte informieren:

    - Wo können Sie die Leitlinien für Krankenhäuser finden?

In einigen Krankenhäusern ist die Zahl der Personen, die sich während der Geburt im Zimmer der werdenden Mutter aufhalten dürfen, begrenzt. Wenn Ihre Partnerin Wert auf die Anwesenheit anderer Familienmitglieder oder Freunde legt, tun Sie gut daran, sich zu erkundigen, wer dabei sein darf. In einigen Ländern müssen werdende Mütter während der gesamten Dauer der Wehen an ein Gerät angeschlossen bleiben, das die Herztöne des Fötus überwacht, während in anderen Ländern die werdenden Mütter nur in bestimmten Abständen überwacht werden dürfen. Wenn Ihre Partnerin ängstlich ist, wird sie es vielleicht zu schätzen wissen, dass sie während des gesamten Prozesses überwacht wird. Wenn sie jedoch ruhig ist, kann es unangenehm sein, an den Herzmonitor des Fötus angeschlossen zu sein.

- Entsprechen die Richtlinien des Krankenhauses den Wünschen von Ihnen und Ihrer Partnerin?

Vielleicht möchten Sie wissen, ob das Krankenhaus Ihrer Wahl über spezielle Bereiche für verschiedene Formen der natürlichen Geburt verfügt, z. B. für die Wassergeburt. Sie sollten sich auch erkundigen, ob das Krankenhaus Ihrer Wahl Stillberaterinnen hat, die Ihnen bei der Ankunft des Babys zur Seite stehen, da das Baby möglicherweise nicht richtig saugen kann, wenn es nicht vorher gelernt hat, wie das geht. Es ist wichtig, sich über die Möglichkeiten der Schmerzbehandlung zu informieren, die das Krankenhaus anbietet. Unterstützen Sie Mütter, die eine Epiduralanästhesie wünschen, und solche, die dies nicht wünschen? Wenn Ihre Partnerin eine Epiduralanästhesie erhält, um die Geburtsschmerzen zu lindern, braucht sie einen Anästhesisten, der sie während der gesamten Zeit überwacht.

- Was sind die nächsten Schritte, wenn die Hebamme nicht zur Verfügung steht, wenn die Geburt ansteht?

Es ist wichtig, dass Sie und Ihre Partnerin wissen, ob das Krankenhaus einen Plan für den Notfall hat. Ein Back-up-System ist nützlich, wenn der behandelnde Arzt Ihrer Partnerin gerade nicht im Dienst ist oder die werdende Mutter eine höhere Versorgungsstufe benötigt.

- Welche Leistungen sind in dem Zimmer enthalten?

Es lohnt sich, darüber nachzudenken, ob Ihre Partnerin nach der Geburt in einer Entbindungsklinik entbinden möchte, die Privatzimmer anbietet, oder ob sie sich in einem Mehrbettzimmer mit einer anderen werdenden Mutter wohlfühlt. Wenn Ihre Partnerin nach der Geburt in einem Privatzimmer ist, können Sie und das Baby dort bei ihr sein, wenn das Baby keine Probleme hat, die eine besondere Betreuung erfordern. In einem Mehrbettzimmer hingegen können Sie möglicherweise keine Zeit mit Ihrer Partnerin verbringen, weil die andere Bewohnerin ihre Privatsphäre braucht. Manchmal werden die Babys in ein Krankenhaus-Kinderzimmer verlegt. Sie können also auch fragen, ob es möglich ist, dass Ihr Baby im selben Zimmer wie die Mutter bleibt.

Sie und Ihre Partnerin können wichtige Informationen über die Zielkliniken aus Online-Rezensionen und anderen Bewertungen entnehmen, aber Sie können auch Freunde oder Familienmitglieder fragen, die in diesen Kliniken entbunden haben. Sie können versuchen, mit vielen Freunden, Familienmitgliedern und sogar Kollegen über ihre Erfahrungen mit Geburten in den verschiedenen Krankenhäusern auf Ihrer Liste der möglichen Geburtsorte zu sprechen. Ihre Partnerin kann auch mit den Müttern in ihrem Leben sprechen, um deren Meinung zu Ihrer Liste möglicher Krankenhäuser einzuholen. Wenn Sie keine Freunde haben, die diese Erfahrung gemacht haben, können Sie im Internet surfen oder sich einer Gruppe für angehende Eltern anschließen.

Die Krankenhaustasche

Zuerst müssen Sie sich überlegen, wie Sie ins Krankenhaus kommen, wenn es soweit ist. Da Sie möglicherweise auch zu ungünstigen Zeiten ins Krankenhaus fahren müssen, müssen Sie sich im Voraus vorbereiten. Wenn Sie Ihr eigenes Auto benutzen wollen, vergewissern Sie sich, dass es gut läuft und genug Benzin für die Fahrt zum Krankenhaus und zurück hat. Sie brauchen jedoch einen Plan für den Notfall, also bitten Sie einen Freund um Hilfe oder legen Sie vielleicht im Voraus Geld für den Transport zurück.

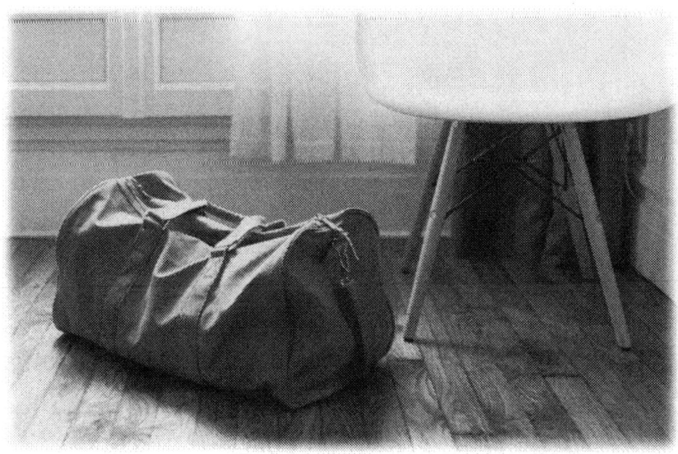

Für Ihre Partnerin benötigen Sie möglicherweise:

- alle speziellen Medikamente, die sie einnimmt
- ihre Krankenhausaufzeichnungen und ihren Geburtsplan
- Stilleinlagen
- lockere, bequeme Kleidung für die Wartezeit bis zur Ankunft des Babys
- Badeschuhe
- einige Stütz-BHs und Still-BHs, wenn die Frau stillt

- Kosmetiktasche
- 2 Packungen Umstandsunterwäsche
- Nachtwäsche
- einen Gegenstand, der ihr hilft, sich beim Warten auf das Baby zu entspannen
- zugelassene Snacks und Getränke
- Handtücher

Für Ihr Kleines brauchen Sie vielleicht:

- einen Autositz
- Schutzwesten
- eine saubere Babydecke
- Schuhe, Handschuhe und Mützen
- Lätzchen
- komplette Kleidung für die Rückreise
- Windeln

Vorgeburtliche Untersuchungen und Tests

Es ist wichtig, dass Ihre Partnerin an allen pränatalen Terminen teilnimmt. Sie können Ihre Unterstützung zeigen, indem Sie sie begleiten, aber wenn das in Ihrem Zeitplan nicht möglich ist, können Sie immer noch andere Möglichkeiten finden, sich zu engagieren. Die werdende Mutter sollte sich rechtzeitig allen Untersuchungen unterziehen, um Komplikationen zu vermeiden und dem medizinischen Personal die Möglichkeit zu geben, eventuelle Anomalien rechtzeitig zu erkennen.

Geschlecht des Kindes

Ganz gleich, ob Sie und Ihre Partnerin das Geschlecht Ihres Babys im Voraus wissen wollen oder ob Sie es für besser halten, den großen Tag als Überraschung abzuwarten – niemand kann Sie zwingen, sich anders zu entscheiden. Beide Optionen haben jedoch ihre Vor- und Nachteile.

Die Vorteile des Wissens umfassen:

- mehr Zeit zur Anpassung an die Realität, wenn Sie oder Ihre Partnerin ein anderes Geschlecht für das Kind wünschen
- fundierte Vorbereitung
- lustige Momente der Bindung und Gender Reveal Partys
- Ncugierde
- genügend Zeit, um den richtigen Namen zu wählen

Zu den Nachteilen des Wissens gehören:

- es könnte falsch erkannt werden
- zu viele geschlechtsspezifische Kinderkleidung
- keine Überraschungen

Die Vorteile des Nichtwissens sind:

- Überraschungfreude
- Spaß bei der Wahl von männlichen und weiblichen Namen
- Sie müssen sich nicht mit enttäuschten Familienmitgliedern auseinandersetzen, die während der Schwangerschaft auf ein anderes Geschlecht gehofft haben.

Zu den Nachteilen des Nichtwissens gehören:

- Neugierde kann Sie und Ihre Partnerin verrückt machen
- Familie und Freunde werden Sie bedrängen, es doch herauszufinden
- weniger Raum für Anpassungen

Wahl des Namens

Wenn Sie erfahren, dass Sie Eltern werden, haben Sie vielleicht schon eine lange Liste möglicher Babynamen, unterteilt in Kategorien wie weibliche Namen, männliche Namen und geschlechtsneutrale Namen.

Das ist jedoch nicht bei allen der Fall.

Die Entscheidung, welchen Namen Sie Ihrem Kind geben wollen, ist eine wichtige Entscheidung, die Sie gemeinsam mit Ihrer Partnerin treffen müssen. Auch wenn es möglicherweise angenehm ist, kann die Last der Pflicht, die mit der Namensgebung für Ihr kleines menschliches Wesen einhergeht, Ihnen Angst einjagen.

Im Folgenden finden Sie einige Tipps, die Ihnen dabei helfen können, festzustellen, ob der Name für Sie geeignet ist oder nicht:

- Paraphierung der Schrift
- sicherstellen, dass es keine rechtlichen Probleme mit dem Namen gibt
- überlegen Sie, welche Namen Sie den zukünftigen Geschwistern Ihres Kindes geben werden
- alternative Schreibweisen prüfen

- achten Sie darauf, dass Sie die Bedeutungen nicht verwechseln
- suchen, ob es andere Namen gibt, die zu ähnlich sind
- die Einzigartigkeit jeder Option berücksichtigen
- andere externe Elemente berücksichtigen

Kapitel 5:

Geburt

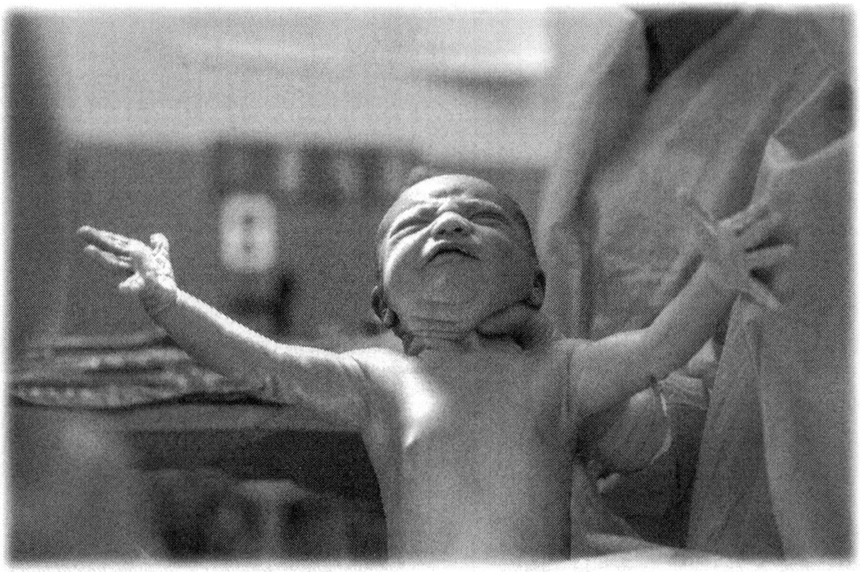

Hat Ihre Partnerin Wehen?

Um zu verstehen, wie die Wehen ablaufen, muss man wissen, dass sich der Gebärmuttermuskel, der stärkste Muskel im Körper der Frau, während der Wehen immer wieder zusammenzieht und entspannt. Oxytocin ist ein Hormon, das von der Hirnanhangdrüse als Reaktion auf einen Reiz freigesetzt wird, der eine starke Kontraktion des Gebärmuttermuskels bewirkt. Es ist nicht möglich, genau zu bestimmen, wann die eigentlichen Wehen einsetzen, aber man kann vorhersagen, dass sie bei Ihrer Partnerin eintreten werden, wenn sie voll ausgeprägt ist.

Schwangere Frauen beschreiben die Wehen oft als ein krampfartiges Gefühl, das im Rücken beginnt und sich wellenförmig nach vorne ausbreitet. Ihre Partnerin klagt über regelmäßige, anhaltende und mit der Zeit stärker werdende Unterleibsschmerzen. Einige Frauen haben die Wehen als ein Druckgefühl im Rücken beschrieben. Wenn eine Wehe im Gange ist, fühlt sich der Unterleib bei Berührung sehr steif an. Die Wehen treten vor der Geburt ein und werden von einer Abfolge von Kontraktionen begleitet. Diese Kontraktionen führen dazu, dass sich der obere Teil der Gebärmutter, der so genannte Fundus, zusammenzieht und verdickt, während sich der untere Teil der Gebärmutter und der Gebärmutterhals ausdehnen und entspannen. Dadurch kann das Baby aus dem oberen Teil der Gebärmutter in den Geburtskanal wandern, so dass es richtig austreten kann.

Kennen Sie den Unterschied zwischen echten Wehen und Scheinwehen?

Die oben beschriebenen Wehen werden mit echten Wehen in Verbindung gebracht, aber wussten Sie, dass es auch Scheinwehen gibt? Und die nächste Frage lautet: Wie können Sie unterscheiden, ob Ihre Partnerin echte Wehen oder Scheinwehen hat?

Bringen wir es auf den Punkt.

In den letzten Wochen der Schwangerschaft kann es sein, dass Ihre Partnerin einige Wehen spürt. Diese Wehen deuten jedoch nicht unbedingt auf den Beginn der Wehen hin: Dies wird als Scheinwehen bezeichnet. Braxton-Hicks-Kontraktionen sind der medizinische Begriff für diese Krämpfe.

Braxton-Hicks-Kontraktionen sind unvorhersehbar. Sie treten nicht näher beieinander auf als echte Wehen. Wenn Ihre Partnerin sich bewegt, die Position wechselt oder sich ausruht, klingen die Wehen oft ab. Echte Wehen haben ein regelmäßiges Muster, treten nahe beieinander auf, werden immer stärker und halten auch dann an, wenn Ihre Partnerin ihre Position ändert, sich ausruht oder bewegt.

Die Messung der Dauer der Wehen kann helfen, echte von falschen Wehen zu unterscheiden.

Berücksichtigen Sie die Zeit zwischen dem Beginn einer Kontraktion und dem Beginn der nächsten Kontraktion und berücksichtigen Sie auch die Zeitspanne zwischen den beiden Kontraktionen. Vereinbaren Sie so schnell wie möglich einen Termin mit der Hebamme, wenn die Wehen durch eines der folgenden Merkmale gekennzeichnet sind:

- Ihre Partnerin hat starke und ständige Schmerzen.
- Sie dauern mindestens dreißig bis sechzig Sekunden.
- Selbst wenn sie sich hinlegt, hat sie keine Erleichterung.
- Sie treten in regelmäßigen Abständen auf, in der Regel alle 5-10 Minuten.
- Vaginale Blutungen begleiten die Wehen.

Ist ihre Fruchtblase geplatzt?

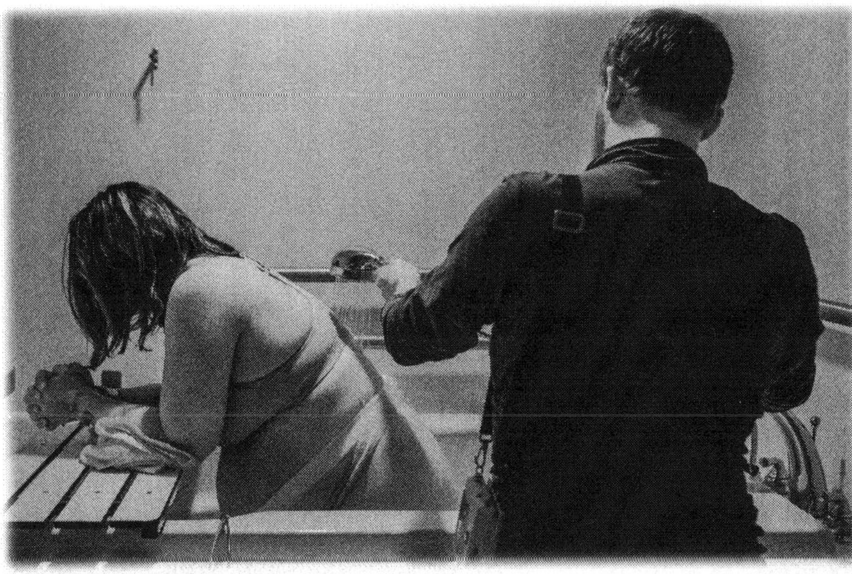

Bevor wir über das Platzen der Fruchtblase sprechen, müssen wir wissen, woher das Wasser kommt. In der Fruchtblase schützt das Fruchtwasser, mit dem die Fruchtblase gefüllt ist, das ungeborene Kind während der Schwangerschaft Ihrer Partnerin. Das Fruchtwasser trägt nicht nur zur Entwicklung der Lunge und des Nierensystems des Babys bei, sondern hält auch die Temperatur in der Umgebung konstant. Obwohl der Urin des ungeborenen Kindes den größten Teil der Flüssigkeit im zweiten Schwangerschaftsdrittel ausmacht, sind auch Nährstoffe, Hormone und Antikörper (die dem Körper helfen, Infektionen zu bekämpfen) in dieser Flüssigkeit enthalten. Die Membranen der Fruchtblase können vor dem Einsetzen der Wehen, später während der Wehen oder in manchen Fällen sogar vor dem Einsetzen der Wehen reißen. Dies kann jederzeit geschehen. Dieses Phänomen wird als Wasserbruch bezeichnet. Sie ist oft eines der ersten Anzeichen für den Beginn der Wehen.

Es kann für Ihre Partnerin schwierig sein, sicher zu sein, wann die Fruchtblase geplatzt ist, und es gibt verschiedene Erfahrungen, die andere Frauen gemacht haben, als ihre Fruchtblase in der letzten Phase der Schwangerschaft geplatzt ist. Im Folgenden finden Sie die zuverlässigsten Anzeichen, die Sie darauf hinweisen, dass die Fruchtblase bei Ihrer Partnerin geplatzt ist:

- Die werdende Mutter hat keine Kontrolle über die Menge der austretenden Flüssigkeit.

Wenn die Fruchtblase endlich platzt, spürt die Frau vielleicht einen Schwall Fruchtwasser, der aus ihrem Körper austritt, oder sie bemerkt nur einen langsamen Tropfen. Die Menge hängt davon ab, wo genau der Blasensprung stattgefunden hat. Wenn die Fruchtblase unterhalb des Kopfes des Babys reißt, sammelt sich das Fruchtwasser an und entweicht in größeren Mengen. Wenn der Riss der Membran hingegen weiter oben in der Gebärmutter auftritt, sinkt die Flüssigkeit zwischen dem Beutel und der Gebärmutterschleimhaut ab und verursacht einen weniger starken Fluss.

- Sie kann ein Gefühl des Wasserlassens verspüren

Im dritten Schwangerschaftsdrittel leiden einige Frauen unter Harninkontinenz, die ähnlich wie ein Wasserbruch aussehen kann. Wenn Ihre Partnerin sagt, sie habe die Kontrolle verloren und denkt, sie habe uriniert, Sie aber nicht zwischen dem Wasserbruch und dem Urin unterscheiden kann, wie können Sie es dann identifizieren? Natürlich hat Urin einen gelblichen Farbton und einen ammoniakartigen Geruch, während Fruchtwasser in der Regel geruch- und farblos ist. Auch hat der Urin eine andere Konsistenz. Fruchtwasser ist in der Regel geruchlos; einige Personen berichten jedoch, dass sie einen Geruch wahrnehmen, der an Sperma oder Chlor erinnert. Außerdem kann es durchsichtig sein oder eine leichte rosa Färbung mit roten Streifen aufweisen.

- Es ist leicht und nicht klebrig.

Sie und Ihre Partnerin verwechseln gerissene Membranen eher mit anderen Leckagen, vor allem, wenn die Leckagen langsam austreten. In den meisten Fällen hat Fruchtwasser im Gegensatz zu anderen vaginalen Leckagen keinen wahrnehmbaren Geruch; einige Leckagen, wie z. B. Leukorrhoe, sind zähflüssiger und können das Aussehen eines klaren weißen oder milchigen Schleims haben. Fruchtwasser hat normalerweise eine sehr flüssige Konsistenz.

Sie sollten wissen, dass ein vorzeitiger Blasensprung (PPROM) vorliegt, wenn die Fruchtblase vor dem Geburtstermin ohne Anzeichen von Wehen platzt. Wenn sich Ihre Partnerin in dieser Notsituation befindet, sollten Sie sofort einen Arzt aufsuchen, da das Risiko einer Infektion steigt. Es ist sehr wahrscheinlich, dass das Baby entbunden wird, sobald die Schwangere ins Krankenhaus eingeliefert wird, da das Baby nun voll entwickelt ist.

Was ist, wenn Sie eine Notgeburt zu Hause benötigen?

Befürchten Sie, dass die Wehen Ihrer Partnerin zu Hause einsetzen und sie nicht ins Krankenhaus gehen kann?

Im Gegensatz zu den dramatischen Filmen, in denen dies gezeigt wird, ist die Wahrscheinlichkeit, dass dies Ihnen und Ihrer Partnerin passiert, im wirklichen Leben äußerst gering, da die Anzeichen der Wehen bereits Stunden vor der Geburt auftreten. Ein weiterer Grund ist, dass die Wehen bei Erstgebärenden langsam verlaufen, während sie bei Müttern, die schon einmal entbunden haben, schneller verlaufen.

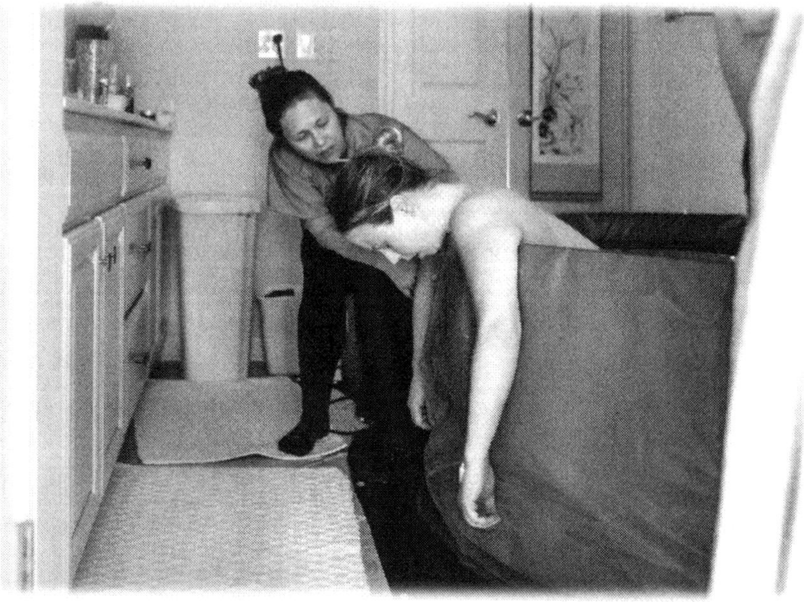

Wenn Sie sich in dieser Situation befinden, machen Sie sich keine Sorgen. Hier sind einige Schritte, die Sie leiten können:

- Beurteilen Sie die Situation.

Woran erkennt man vor allem, dass das Baby kurz vor der Geburt steht und man nicht ins Krankenhaus kommen kann? Zwar sind die Wehen bei jeder Frau einzigartig, doch wenn sie über starke, anhaltende und regelmäßige Wehen klagt, die in der Regel nicht länger als fünf Minuten auseinander liegen, oder wenn die Fruchtblase geplatzt ist und sie einen starken Drang zum Pressen verspürt, sind dies Anzeichen dafür, dass die Geburt kurz bevorsteht.

- Rufen Sie die Notrufnummer an.

Rufen Sie die 112 an. Teilen Sie der Telefonzentrale mit, dass

Sie ein Kind erwarten und sofort ein medizinisches Notfallteam benötigen.

- Schließen Sie die Türen nicht ab und rufen Sie Hilfe.

Halten Sie die Tür offen, damit die Rettungskräfte eintreten können, wenn sie eintreffen. Danach kann es sein, dass Sie die Tür nicht mehr erreichen können. Rufen Sie einen Freund oder Nachbarn an, wenn andere Familienmitglieder nicht zu Hause sind.

- Rufen Sie Ihre Hebamme oder Ihren Arzt an.

Bis Hilfe eintrifft, bleiben sie am Telefon, um Ihnen zu helfen und Sie anzuleiten.

- Holen Sie sich, was Sie brauchen.

Besorgen Sie sich Decken, Laken oder Handtücher. Um Ihre Partnerin und das Neugeborene sofort nach der Geburt zuzudecken, legen Sie eines unter sie und halten Sie die anderen dicht bei ihr.

- Ziehen Sie sie aus oder helfen Sie ihr, ein sauberes, bequemes Kleid anzuziehen.

Ziehen Sie ihr Kleidung und Unterwäsche aus. Helfen Sie ihr, sich hinzulegen oder die Beine anzuheben. Wenn sie im Stehen entbindet, kann das Baby fallen und katastrophale Verletzungen davontragen, also sorgen Sie für eine Notfallunterstützung.

- Bleiben Sie ruhig.

Seien Sie so ruhig wie möglich. Wenn noch keine Hilfe eingetroffen ist, versuchen Sie, der Versuchung zu widerstehen, ihr zu sagen, dass sie pressen soll, wenn Sie natürlich den Kopf des Babys sehen, sollten Sie sie pressen lassen!!! Ermutigen Sie sie, geduldig zu sein und Atemübungen zu machen.

So können Sie vorgehen:

Wenn das Köpfchen außen liegt, helfen Sie dem Baby so vorsichtig wie möglich, indem Sie den Kopf ruhig halten. Liegt die Nabelschnur des Babys um den Hals, führen Sie sie vorsichtig über den Kopf oder machen Sie eine Schlaufe, damit der Rest des Körpers hindurchpasst. Legen Sie das Baby auf den Bauch oder die Brust der Mutter, damit es durch den Hautkontakt warm und bequem bleibt. Wickeln Sie es dann in ein sauberes Handtuch ein. Reinigen Sie Mund und Nase des Babys; wenn Sie eine spezielle Saugglocke haben, entfernen Sie damit überschüssige Flüssigkeit aus Mund und Nase des Babys, um die ersten Atemzüge zu erleichtern und das Fruchtwasser ablaufen zu lassen. Das Neugeborene beginnt zu atmen, sobald es schreit.

- Vermeiden Sie das Durchtrennen oder Abbinden der Nabelschnur.

Es kann schwierig sein, die Nabelschnur selbst sauber zu durchtrennen, aber es besteht die Gefahr einer Infektion des Babys. Außerdem befinden sich zum Zeitpunkt der Geburt noch etwa 30 % des Blutes des Babys in der Plazenta, wodurch es zwei bis fünf Minuten lang mit Sauerstoff versorgt werden kann, was sein Leben retten kann, wenn es noch nicht selbständig zu atmen begonnen hat und noch keine professionelle Hilfe eingetroffen ist.

- Fördern Sie das Stillen.

Ermutigen Sie Ihre Partnerin, das Kind zu stillen, während Sie auf ärztliche Hilfe warten, aber nur, wenn Sie die Nabelschnur locker halten können, anstatt sie zu dehnen. Wenn sich die

Plazenta noch in der Frau befindet, ist die Nabelschnur manchmal nicht lang genug, um das Baby an die Brust der Mutter zu tragen. Das Saugen des Babys bietet nicht nur Trost und Sicherheit, sondern bewirkt auch, dass der Körper Ihrer Partnerin mehr Oxytocin produziert. Dieses Hormon löst die Wehen aus und fördert die Freisetzung der Plazenta.

- Lassen Sie die Plazenta in Ruhe.

Obwohl sie wahrscheinlich viel weniger intensiv sind als während der Wehen und der Geburt, wird die Frau wahrscheinlich einen Druck im Becken und Wehen spüren. Die Plazenta kann sich spontan lösen, muss es aber nicht. Ziehen Sie nicht an der Nabelschnur, um die Plazenta herauszuholen. Falls erforderlich, kann die Plazenta in der Gebärmutter verbleiben, bis Hilfe eintrifft.

Kapitel 6:

Wie geht es weiter?

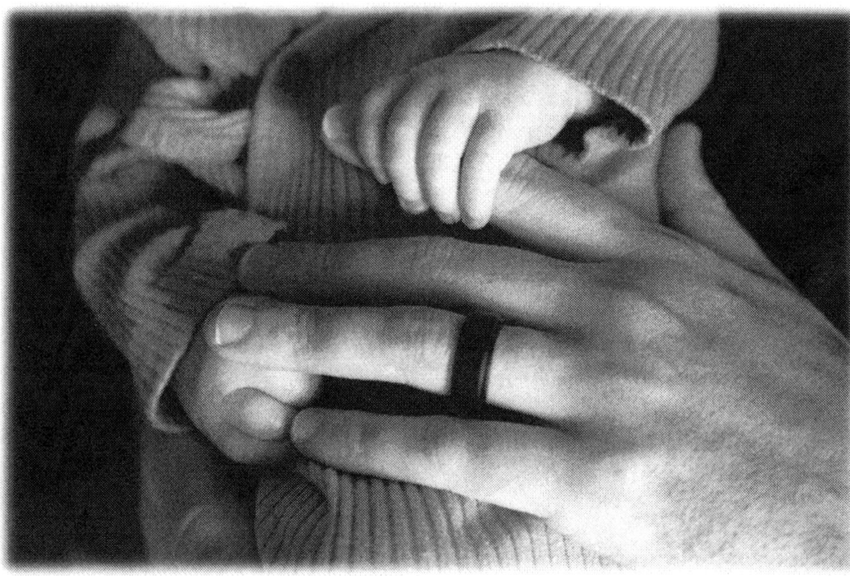

Unmittelbar nach der Geburt

Das Gesundheitsteam Ihrer Partnerin wird das Baby unmittelbar nach der Geburt auf die Brust legen, um Haut-zu-Haut-Kontakt herzustellen; dies ist wichtig, weil das Baby so Wärme in der äußeren Umgebung erhält. Neben der Wärme fördert es auch die Bindung zwischen Mutter und Kind. Das medizinische Team trocknet das Baby ab und wickelt es in ein Handtuch, um zu verhindern, dass das Baby vor oder unmittelbar nach dem Abklemmen der Nabelschnur auskühlt. Während dieses Eingriffs kann Ihre Partnerin das Baby noch an sich drücken.

Manche Babys brauchen Hilfe beim Atmen, und die Nase und der Mund Ihres Babys müssen möglicherweise von Schleim befreit werden. Je nach Situation kann das Baby in einen anderen Bereich des Kreißsaals verlegt werden, um Sauerstoff zu erhalten, dann bringt das medizinische Team das Baby so schnell wie möglich zu Ihnen zurück.

Das medizinische Team wird das neue Glücksbündel untersuchen, wiegen und messen. Anschließend wird ihm ein Patientenarmband zur Identifizierung angelegt. Ihr Baby erhält außerdem Vitamin K, um das Risiko einer seltenen Bluterkrankheit, der so genannten hämorrhagischen Kinderkrankheit, zu verringern. Wenn Sie es vorziehen, dass Ihr Kind das Medikament oral einnimmt, benötigt es mehr Dosen als bei einer Injektion.

Wenn sich Ihre Partnerin während der Geburt kleine Risse oder Schürfwunden zugezogen hat, ist eine Naht möglicherweise nicht erforderlich, da diese oft von selbst heilen, aber bei größeren Rissen oder einem Dammschnitt muss sie genäht werden. Wenn das Baby keine Probleme hat, kann Ihre Partnerin das Baby auch wiegen, während der Arzt arbeitet. Wenn sie eine Epiduralanästhesie hatte, muss der Anästhesist sie möglicherweise auffüllen; wenn nicht, kann der Arzt ein Lokalanästhetikum zur Betäubung des Bereichs vorschlagen. Wenn alles erledigt ist und Ihre Partnerin auf die Wochenbettstation verlegt werden muss, helfen ihr die Hebamme oder andere Krankenschwestern beim Reinigen und Anziehen.

Das erste Bad

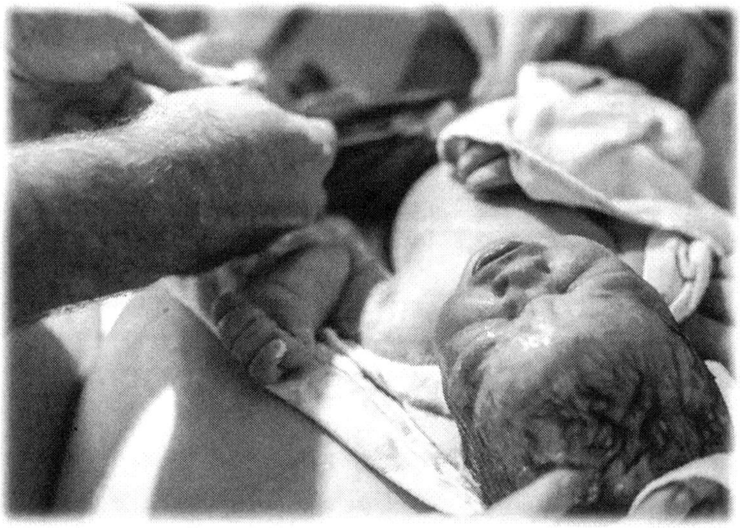

Wenn Sie sich fragen, wann es angebracht ist, Ihr Neugeborenes zu baden, können Sie sicher sein, dass Sie den Zeitpunkt selbst bestimmen können. Das Wichtigste ist, dass Sie einen Zeitpunkt wählen, an dem Sie nicht gestört werden oder Angst haben, danach etwas anderes zu tun, denn Ihr Baby ist in den ersten Monaten sehr zerbrechlich. Manche Eltern halten sich an bestimmte Traditionen und geben ihren Babys das erste Bad im Abstand von Stunden oder Wochen, aber am besten ist es, wenn Sie Ihre neue Freude innerhalb einer Woche nach der Geburt zum ersten Mal baden.

Vermeiden Sie es, Ihr Baby zu baden, wenn es zu müde ist oder unmittelbar nach dem Füttern. Wenn das Baby gerade gefüttert wurde, ist es am besten, eine Weile zu warten, bis die Mahlzeit verdaut ist. Ihr Baby zu baden, wenn es zu müde oder schläfrig ist, ist aus mehreren offensichtlichen Gründen keine gute Idee – ich glaube, nicht einmal Sie würden wollen, dass jemand Ihren Tiefschlaf unterbricht, um Ihnen ein Bad zu geben!

Manche ziehen es vor, morgens zu baden, weil Babys dann oft wacher sind, während andere den frühen Abend bevorzugen, um sich für den Tag auszuruhen. Es ist möglich, eine entspannende Schlafenszeit-Routine für das Baby einzubauen, wenn es abends zur Ruhe kommen soll.

Es ist jedoch wichtig zu bedenken, dass Neugeborene nicht viele Bäder benötigen und dass das Baby anfangs ein kurzes Schwammbad erhält, bis der Nabelschnurstumpf abfällt, was häufig ein bis drei Wochen nach der Geburt der Fall ist.

Auswahl eines Kinderarztes/einer Kinderärztin

Wenn Sie sich an Menschen wenden, die Sie kennen und denen Sie vertrauen, einschließlich Freunde und Verwandte, um sich in diesem Bereich beraten zu lassen, können Sie nichts falsch machen, denn Sie werden eine ehrliche Antwort und eine wertvolle Empfehlung von mindestens einer Person erhalten.

Machen Sie Ihre Hausaufgaben, prüfen Sie die Referenzen, überlegen Sie, wie leicht Sie mit ihnen in Kontakt treten können, und vergewissern Sie sich, dass Sie gerne mit ihnen arbeiten.

Prüfungen und Tests

Die Untersuchung von Neugeborenen nach der Geburt hilft, kritische Gesundheitsprobleme zu erkennen. Das Neugeborenen-Screening wird bei jedem einzelnen Baby durchgeführt, aber diese obligatorischen Untersuchungen werden vom Staat festgelegt. In den meisten Fällen zeigen die Screening-Tests normale Ergebnisse, aber wenn sie abnormal sind, wird das Kind einer diagnostischen Untersuchung unterzogen, um das Problem zu bestimmen.

In den meisten Fällen können medizinische Probleme, die durch das Neugeborenenscreening frühzeitig erkannt werden, geheilt werden. Eine frühzeitige Behandlung ist wichtig, da sie dazu beitragen kann, ernstere Gesundheitsprobleme bei Ihrem Kind zu verhindern.

- Bluttest

Bei den meisten Neugeborenen-Screenings wird eine Blutprobe entnommen, um auf ungewöhnliche, aber potenziell lebensbedrohliche Krankheiten zu untersuchen. Zur Durchführung eines Bluttests sticht ein Arzt in Ihr Baby und entnimmt ihm einige Tropfen Blut. Die Blutprobe wird dann zur Analyse an ein Labor geschickt. Die Ergebnisse von Bluttests liegen in der Regel innerhalb weniger Stunden bis zu etwa fünf Tagen vor, aber ob sie zu früh oder zu spät kommen, hängt vom jeweiligen Krankenhaus und Labor ab. Sie und Ihre Partnerin können das medizinische Personal, das sich um Ihr Baby kümmert, fragen, wenn Sie mehr darüber wissen möchten, wann die Ergebnisse vorliegen werden.

- Hörscreening

Mit diesem Test kann festgestellt werden, ob das Kind ein Hörproblem hat. Für diesen Test setzt der Arzt sehr kleine Kopfhörer in die Ohren des Kindes ein und beurteilt dann mit Hilfe spezieller Computer die Reaktion des Kindes auf Geräusche.

- Untersuchung des Herzens

Mit diesem Test sollen Säuglinge auf die Kategorie der Herzstörungen untersucht werden, die als kritische angeborene Herzfehler (KHK) bekannt sind. Der Test besteht aus einem einfachen Verfahren, der so genannten Pulsoximetrie, bei der die Sauerstoffmenge im Blut des Babys gemessen wird.

Wenn die Ergebnisse dieser Tests ebenfalls abnormal sind, kann der Arzt Sie über die nächsten Schritte für Ihr Baby beraten.

Grenzwerte setzen

Wenn Sie und Ihre Partnerin Hilfe bei der Babypflege in Anspruch nehmen, werden Sie feststellen, dass andere Menschen anders mit Babys umgehen. Einige Methoden sind richtig, aber anders als Ihre. Andere Strategien sind jedoch falsch und können gefährlich sein, so dass Sie Grenzen setzen und Ihre Helfer aufklären müssen.

Informieren Sie Ihre Angehörigen und Freunde darüber, wie Sie Ihr Neugeborenes am besten halten und mit ihm umgehen können. Achten Sie darauf, dass Sie diejenigen, die Sie unterstützen, nicht vor den Kopf stoßen, insbesondere ältere

Menschen, die Ihren modernen Erziehungsstrategien vielleicht ablehnend gegenüberstehen.

Stellen Sie sich darauf ein, dass Sie beurteilt werden und sich unwohl fühlen. Vater zu sein macht Spaß. Wenn Sie also auf Widerstand oder harsche Kritik stoßen, konzentrieren Sie sich darauf, der beste Vater zu sein, den Ihre kleine Freude haben kann.

Kapitel 7:

Plötzlicher Kindstod

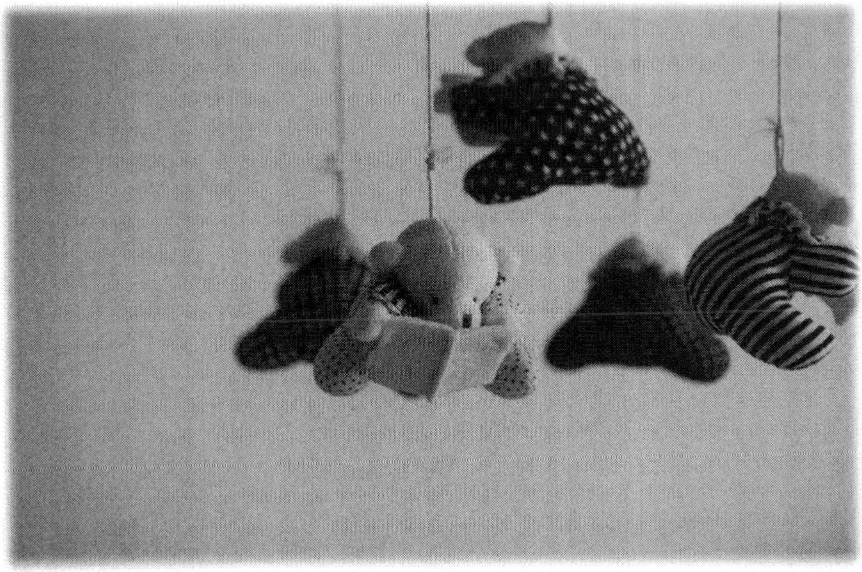

Der Begriff plötzlicher Kindstod (SIDS) bezieht sich auf den plötzlichen oder unerwarteten Tod eines Säuglings. Ein Säugling ist ein Kind, das weniger als ein Jahr alt ist. Diese Todesfälle ereignen sich häufig, während das Baby schläft; sie können auch bei einem gesunden Baby auftreten, das keine Probleme hatte. Da Säuglinge häufig in ihren Kinderbetten sterben, wird SIDS auch als plötzlicher Kindstod bezeichnet.

Wenn Sie sich fragen, was den plötzlichen Kindstod verursacht, sind Sie nicht allein. Das Risiko eines Säuglings, an SIDS zu erkranken, kann sich durch ein Zusammenspiel von physischen und schlafbezogenen Umweltvariablen erhöhen. Dies bedeutet, dass der Gesundheitszustand, die Schlafposition und die Umgebung des Kindes zum plötzlichen

Kindstod beitragen können. Die Risikofaktoren sind von Kind zu Kind unterschiedlich.

Obwohl sie nicht sicher sind, haben Ärzte einige Theorien und Vorschläge, warum dies geschieht. Einige Säuglinge haben ein Gen oder eine Genmutation, die zu bestimmten gesundheitlichen Problemen führt, die SIDS verursachen können. Weitere Gründe sind:

- Manchmal kann SIDS bei einem versteckten Gesundheitsproblem auftreten, z. B. bei Hirnanomalien des Neugeborenen.
    - Ein Teil des Gehirns, der Atmung, Herzfrequenz, Blutdruck, Temperatur und Aufwachen aus dem Schlaf reguliert, ist bei einigen Säuglingen betroffen. Dies kann zu SIDS führen, da sie bei diesen Tätigkeiten keine autonome Funktion haben.
- Niedriges Geburtsgewicht.
    - Bei einer Frühgeburt ist das Gehirn eines Säuglings möglicherweise noch nicht vollständig entwickelt. In diesem Fall hat das Kind wahrscheinlich weniger Kontrolle über natürliche Funktionen wie die Atmung und das Pumpen von Blut durch das Herz. Außerdem haben Babys, die mit einem niedrigen Geburtsgewicht geboren werden, ein höheres Risiko, an Infektionen zu erkranken, und eine schlechte Wärmeregulation.
- Passivrauchen.
    - Passivrauchen kann dem Kind schaden, da es die Atmung und die Herzfunktion beeinträchtigen kann. Darüber hinaus können auch Atemwegserkrankungen zu SIDS beitragen.

- Das Kind schläft auf der Seite oder auf dem Bauch.
    - Kinder, die in diesen Positionen schlafen, haben ein höheres Risiko, Atemprobleme zu bekommen, als Kinder, die auf dem Rücken schlafen. Zu den Atemproblemen gehört die Möglichkeit, dass das Kind seine eigene ausgeatmete Luft einatmet, was zu einer Anhäufung von Kohlendioxid im Körper des Kindes und damit zu einer Beeinträchtigung der Atmung führt.
- Das Kind schläft auf einer weichen Matratze.
    - Zu Beginn Ihrer Reise als frischgebackener Vater denken Sie vielleicht, dass es eine gute Idee ist, eine weiche Matratze für Ihr Neugeborenes zu kaufen, weil Sie wollen, dass es ihm gut geht. Aber die Atemwege eines Säuglings können blockiert werden, wenn er mit dem Gesicht nach unten auf einer weichen Matratze, einem Wasserbett oder einer weichen Decke liegt, was zu SIDS führen kann.
- Das Kind schläft mit im Bett der Eltern.
    - Als frischgebackene Eltern denken Sie vielleicht, dass es gut für Sie und Ihr Neugeborenes ist, das Bett mit ihm zu teilen, da es leicht zu erreichen ist, wenn es Zeit ist, dem Baby zu helfen, wenn es etwas braucht. Das SIDS-Risiko eines Säuglings ist zwar geringer, wenn er im selben Zimmer wie Sie schläft, aber das Risiko steigt, wenn er das Bett mit Ihnen oder anderen Personen teilt.
- Überhitzung.
    - Das SIDS-Risiko kann sich erhöhen, wenn dem Baby während des Schlafs übermäßig warm ist.

Denken Sie daran, dass keines dieser Elemente für sich allein ausreicht, um SIDS zu verursachen.

Was sind die Risikofaktoren?

- Familiengeschichte.
    - Das Risiko für das Kind erhöht sich, wenn ein älteres Geschwisterkind oder ein Cousin am plötzlichen Kindstod (SIDS) gestorben ist.
- Alter
    - In der Zeit zwischen dem ersten und vierten Lebensmonat eines Kindes ist es am anfälligsten für SIDS.
- Geschlecht
    - Männliche Kinder haben ein etwas höheres Risiko, an SIDS zu sterben als weibliche Kinder.
- Allgemeine Informationen
    - Afroamerikaner, amerikanische Ureinwohner und Alaska-Ureinwohner sind die demografischen Gruppen, bei denen dieses Phänomen statistisch am häufigsten auftritt. Es ist nicht bekannt, warum dieses Phänomen diese demografischen Gruppen betrifft.
- Frühgeburten
    - Bei Geburten ab der 37. Schwangerschaftswoche ist die Wahrscheinlichkeit geringer, dass sie betroffen sind als bei Frühgeborenen.

Andere Risikofaktoren stehen in direktem Zusammenhang mit dem Zustand der Eltern. Das Risiko, dass diese Krankheit auftritt, ist für ein Kind höher, dessen Mutter:

- wenig oder keine pränatale Betreuung erhält
- jünger als 20 Jahre alt ist

- raucht, illegale Drogen nimmt oder Alkohol konsumiert

Ein weiterer Faktor, der das SIDS-Risiko eines Kindes erhöhen kann, ist, wenn der Vater Drogen nimmt, Alkohol missbraucht oder in der Nähe des Kindes raucht.

Hinweise von Kinderärzten

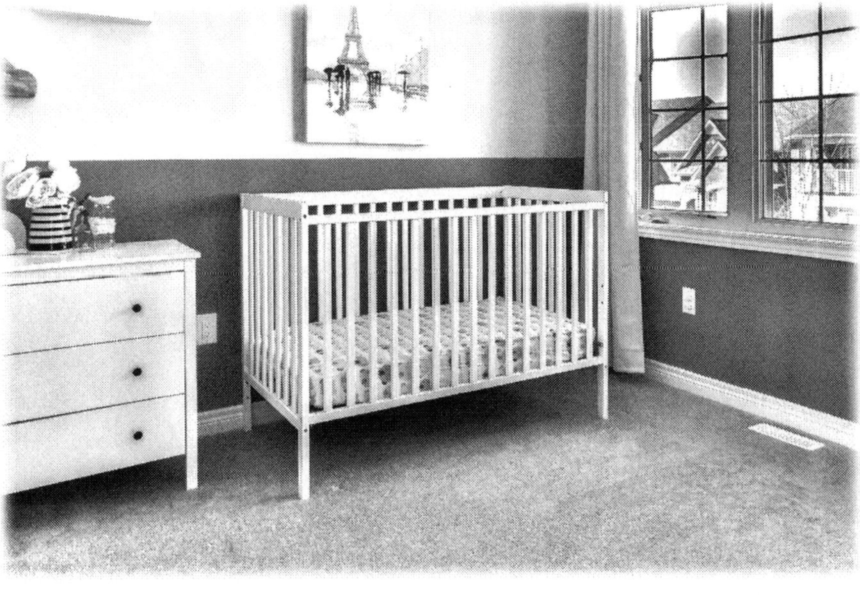

Es gibt keine sichere Technik zur Verhinderung des plötzlichen Kindstods (SIDS), aber es ist möglich, die Schlafumgebung des Babys sicherer zu machen, indem man die folgenden, von erfahrenen Kinderärzten empfohlenen Tipps befolgt:

- Legen Sie das Baby bei jedem Schlaf auf den Rücken.

Die Rückenlage ist die Position, in der Ihr Baby von der Geburt bis zum Alter von einem Jahr schlafen sollte. Sie und

Ihre Partnerin sollten immer diese Position einnehmen. Experten raten nicht nur davon ab, Ihr Baby auf der Seite schlafen zu lassen, sondern diese Position ist auch gefährlich. Der Säugling muss unbedingt so schnell wie möglich auf dem Rücken schlafen, da er ein höheres Risiko hat, den plötzlichen Kindstod zu erleiden. Sie, Ihre Partnerin und alle anderen Betreuungspersonen sollten dies jedes Mal tun, wenn das Baby einschläft. Das Baby kann in Bauch- oder Seitenlage liegen, solange es wach ist und Sie es überwachen. (Bei der Bauchlage liegt das Baby auf dem Bauch, bei der Seitenlage auf der Seite).

- Verwenden Sie eine kompakte Schlafunterlage.

Wenn Sie dafür sorgen, dass Ihr Baby auf einer flachen, festen Unterlage schläft (z. B. auf einer Matratze in einem sicherheitsgeprüften Kinderbett) und nur ein gefaltetes Laken und keine anderen Bettwaren oder weichen Gegenstände trägt, verringern Sie das Risiko, dass Ihr Baby erstickt oder das plötzliche Kindstodsyndrom entwickelt. Ersticken ist eine der häufigsten Todesursachen bei Säuglingen. Deshalb ist es wichtig, dass Sie Ihr Baby nicht unbeaufsichtigt an einem Ort lassen, an dem es ersticken könnte. Wenn das Baby auf eine harte Unterlage gelegt wird, verändert es seine Form nicht und passt sich in keiner Weise der Kopfform des Babys an. Wenn das Baby jedoch in Bauchlage liegt oder sich in dieser Position überschlägt, können weiche Matratzen, einschließlich Memory Foam, taschenartige Vertiefung bilden. Diese Vertiefungen erhöhen das Risiko, dass das Kind nicht mehr atmen kann. Denken Sie bei der Wahl der Schlafunterlage für Ihr Kind daran, dass bei einer zu weichen Matratze die Gefahr des Erstickens größer ist.

- Versuchen Sie immer, das Kind zu stillen, es sei denn, es gibt schwerwiegende Gründe, die dagegen sprechen.

Von Zeit zu Zeit weisen Ärzte darauf hin, dass das Stillen das Risiko des plötzlichen Kindstods verringert. Die Mutter kann sich dafür entscheiden, ihr Glücksbündel in den ersten sechs Monaten ausschließlich zu stillen, oder sie kann die Milch in eine Flasche abpumpen und dem Baby die Flasche geben. Es ist wichtig zu wissen, dass Muttermilch die beste Ernährungsoption für das Baby ist, da menschliche Milch nützlicher und schützender ist als Babymilchpulver. Auch andere Nahrungsergänzungsmittel, die nicht auf Muttermilch basieren, sollten unbedingt vermieden werden, da sie nicht alles enthalten, was das Baby braucht.

Wie die Babywiege aussehen sollte

Als frischgebackener Vater ist es wichtig, weiche Gegenstände wie Kissen, Bumper (die so modisch sind), kissenähnliches Spielzeug, Bettdecken, Steppdecken und Schaffelle vom Schlafbereich des Neugeborenen fernzuhalten. Dadurch wird das Risiko des plötzlichen Kindstods (SIDS), des Erstickens, Einklemmens und Strangulierens verringert. Außerdem ist es ratsam, Bettzeug wie Decken und lose Laken vom Schlafbereich des Babys fernzuhalten. Babyschlafzubehör wie tragbare Decken (oder Säcke) sind Decken und anderen Zudecken vorzuziehen, um das Baby während des Schlafs warm zu halten. Wenn ein Baby während des Schlafs eine Decke trägt, besteht keine Gefahr, dass sie sich verheddert oder den Kopf bedeckt, aber sie muss die richtige Größe haben. Experten empfehlen dringend, für Ihr Baby ein Kinderbett, Babybettchen, tragbares Bettchen oder Laufgitter zu kaufen, das den von der Consumer Product Safety Commission (CPSC) festgelegten Sicherheitsanforderungen entspricht. Der Abstand zwischen den Latten muss weniger als 6 cm betragen, die Matratzen müssen fest sein und dürfen keine Seitenwände haben. Dies sind einige der Anforderungen, aus denen sich diese Normen zusammensetzen. Der Schlafplatz muss frei von potenziellen Gefahren wie Spielzeug, baumelnden Schnüren, elektrischen Drähten und anderen Kissen und Bettzeug sein, um die Gefahr des Erstickens oder Strangulierens zu vermeiden.

Wo die Babywiege stehen sollte

Am besten schlafen Babys im gleichen Zimmer wie ihre Eltern, vorzugsweise neben dem Bett der Eltern, aber auf einer anderen Unterlage, die ausschließlich für das Baby bestimmt ist. Dies ist mindestens für die ersten sechs Lebensmonate des Kindes erforderlich, idealerweise aber für das gesamte erste Jahr. Wenn das Baby im selben Zimmer mit Ihnen und Ihrer Partnerin oder mit jedem von Ihnen schläft, kann das Risiko des plötzlichen Kindstods verringert werden. Es ist jedoch wichtig, daran zu denken, dass dies nicht bedeutet, im selben Bett wie das Baby zu schlafen, denn das ist gefährlich.

Das Risiko des Erstickens, Strangulierens und Einklemmens steigt, wenn das Kind im selben Bett wie die Erwachsenen schläft. Es ist möglich, das Risiko dieser Gefahren zu verringern, indem man es vermeidet, ein Bett mit dem Kind zu teilen. Es wird empfohlen, das Bett des Kindes, unabhängig davon, ob es sich um ein festes Kinderbett, ein tragbares Kinderbett oder einen Laufstall handelt, im selben Zimmer aufzubewahren, bis das Kind ein Jahr alt ist. Es gibt keine schlüssigen Beweise dafür, dass der Umzug des Babys in sein Zimmer vor dem Alter von einem Jahr zu Problemen führt, aber um auf der sicheren Seite zu sein, wäre es zumindest in den ersten sechs Monaten am besten. Tatsächlich ist die Rate von SIDS und anderen schlafbezogenen Todesfällen, insbesondere bei gemeinsamer Bettnutzung, in den ersten sechs Lebensmonaten eines Babys am höchsten. Wenn das Bettchen so aufgestellt wird, dass es sich in der Nähe des Schlafzimmers des Babys befindet, ist es für die Eltern viel einfacher, das Baby zu füttern, zu trösten und es im Auge zu behalten.

Kapitel 8:

Ratschläge von Vater zu Vater

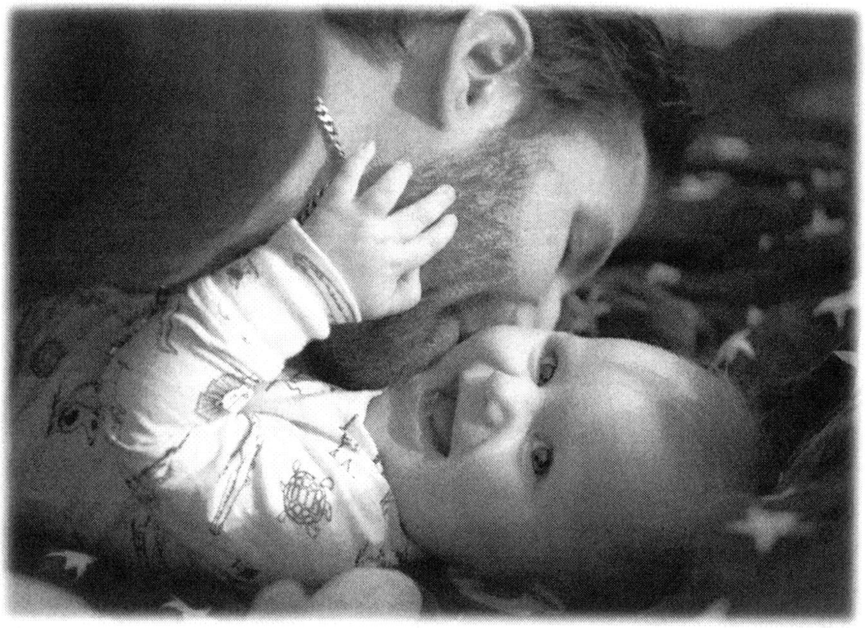

Das Kind auf die richtige Weise halten

Ihr Baby ist da, aber wissen Sie auch, wie Sie Ihr Neugeborenes halten sollen? Es kann beängstigend sein, denn in den ersten Wochen ist das Baby noch sehr klein. Sie machen sich vielleicht Sorgen, dass Sie es versehentlich fallen lassen, seinen Körper verdrehen oder sogar seine zerbrechlichen Knochen brechen könnten. Deshalb ist es wichtig, dass Sie lernen, wie man es richtig macht.

Es ist ganz natürlich, dass frischgebackene Väter Angst haben, wenn sie ihr neugeborenes Baby zum ersten Mal im Arm halten. Wenn Sie Ihr Baby im Arm halten, müssen Sie einige Dinge beachten. Das Stützen von Kopf und Hals Ihres Babys beim Tragen oder Halten ist der wichtigste Schritt. Es liegt in Ihrer Verantwortung, dafür zu sorgen, dass der Kopf Ihres Babys nicht von einer Seite zur anderen oder von vorne nach hinten bewegt wird, bis es etwa vier Monate alt ist, wenn es beginnt, die Kopfkontrolle zu entwickeln.

Wenn Sie das Baby aufrecht halten wollen, müssen Sie Kopf und Hals des Babys mit einer Hand stützen und es an Brust und Schulter halten. Gleichzeitig stützen Sie mit der anderen Hand den Po des Babys. Dadurch wird die Stabilität des Babys gewährleistet.

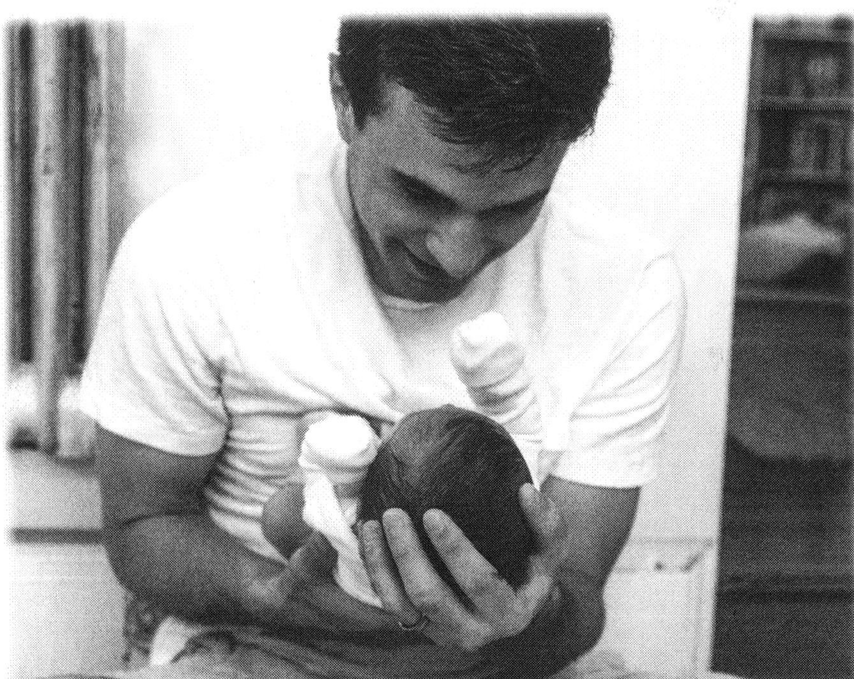

Wenn Sie das Baby aus der Wiege oder der Liegeposition anheben wollen, stützen Sie den Kopf des Babys. Achten Sie besonders auf die weichen, eingedrückten Stellen am Schädel des Babys (Fontanellen). Wenn Sie das Baby hochheben, legen Sie eine Hand unter den Kopf und den Nacken des Babys und die andere unter den Po des Babys. Um ein Durchbiegen des Rückens zu vermeiden, beugen Sie die Knie. Sie sollten Ihr Baby jetzt fest im Griff haben. Nehmen Sie das Baby auf den Arm und bringen Sie es nahe an Ihre Brust, während Sie die Beine strecken.

Koliken bei Neugeborenen

Im ersten Lebensdrittel kann das Neugeborene unter Koliken leiden, d. h. es kann unruhig sein und tagsüber häufig weinen. Das Weinen kann untröstlich erscheinen und mehr als drei Stunden andauern. Aber lassen Sie uns gemeinsam die möglichen Symptome verstehen und einige Tricks lernen, um die Schmerzen zu lindern.

Die Symptome

Es ist schwierig, die Koliksymptome bei Säuglingen mit Sicherheit zu identifizieren, aber es ist möglich, sie zu erkennen, indem man die Wiederholbarkeit ihres Auftretens beobachtet:

- Weinen ohne Grund
- Ständiges und wiederholtes Weinen, jeden Tag um die Abendzeit oder nach den Mahlzeiten
- Rotes Gesicht
- Faltet und streckt nervös seine Beine
- Fäuste fest geballt
- Der Bauch ist angespannt oder geschwollen

Es ist zu beachten, dass eine Situation als Babykolik definiert werden kann, wenn die Symptome an mindestens drei aufeinander folgenden Tagen vorhanden sind.

Ursachen

Die Ursachen von Säuglingskoliken sind nicht vollständig geklärt, und es gibt verschiedene Theorien dazu. Einige Experten behaupten, es handele sich um ein Verdauungsproblem, weil das Baby lernt, Milch zu verdauen und sich selbst zu ernähren. Dies kann dazu führen, dass beim Füttern Luft verschluckt wird, was Schmerzen im Bauch verursacht. Andere mögliche Gründe sind Schwierigkeiten bei der Verdauung von Milch oder eine Nahrungsmittelunverträglichkeit, insbesondere wenn das Baby mit Muttermilch gefüttert wird.

Säuglingskoliken können auch durch Überernährung verursacht werden, die Schweregefühle und Weinen auslösen kann, aber auch durch Müdigkeit, Stress und das Bedürfnis, gekrault zu werden. Es ist schwierig zu verstehen, was diese Episoden auslöst.

Denken Sie daran, dass zu einer Schwangerschaft die neun Monate im Bauch gehören und dann noch einmal neun Monate, um sich kennenzulernen, sich zu verstehen und den eigenen Lebensrhythmus zu finden.

Abhilfemaßnahmen

Es gibt keine Methoden, um Babykoliken vollständig zu verhindern, aber Sie können einige Lösungen ausprobieren, um sie in den Griff zu bekommen. Eine der wichtigsten Maßnahmen ist die Vermeidung von Auslösern wie

Reizüberflutung, übermäßiges Essen oder das Schlucken von Luft während der Stillzeit.

Um Letzteres zu vermeiden, kann man verschiedene Positionen ausprobieren, prüfen, ob das Baby die Brustwarze gut umschließt, und eine Tagesmutter um Rat fragen. Bei der Fütterung mit Säuglingsnahrung können antikolikale Sauger oder ein Wechsel der Milchsorte ausprobiert werden. Bei Bauchschmerzen können auf ärztliche Verschreibung Milchenzyme verabreicht werden.

Um das Baby zu trösten, wenn es Bauchschmerzen hat, kann man es in den Arm nehmen, es wiegen, ein sanftes Schlaflied singen und es herumtragen.

Um die Schmerzen bei Koliken zu lindern, können Sie versuchen, die Position des Babys zu verändern. Wenn Sie Ihr Kind auf dem Bauch halten, eine Hand unter den Bauch legen und den Kopf auf Ihren Unterarm stützen, kann dies den Druck auf den Bauch und damit die Beschwerden der Kolik lindern.

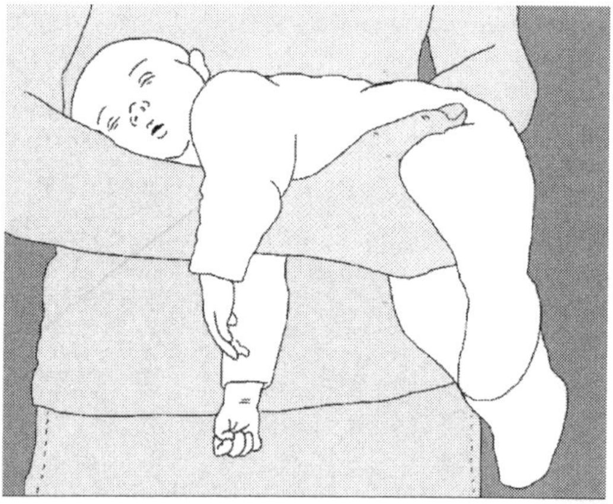

Eine weitere Möglichkeit zur Behandlung von Säuglingskoliken ist die Neugeborenenmassage, die darin besteht, dem Baby zu helfen, die Gase freizusetzen, die

Schmerzen verursachen können. Dies kann mit gegen den Uhrzeigersinn kreisenden Bewegungen auf dem Bauch des Babys mit offenen Handflächen und leichtem Druck geschehen.

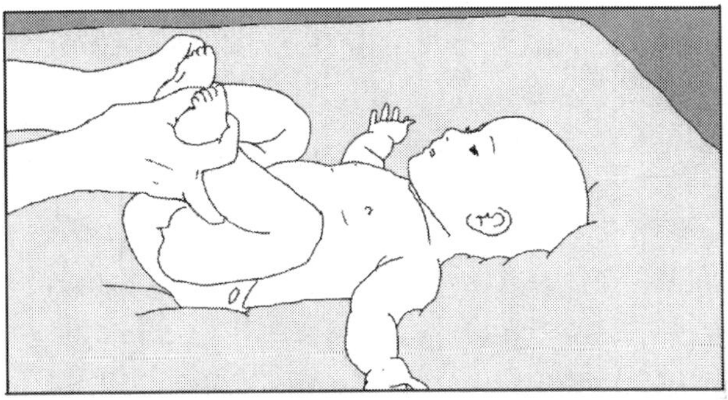

Auch das Bewegen der Beine des Babys kann hilfreich sein. Während das Baby auf dem Rücken liegt, kann man es sanft an den Knöcheln fassen und seine Beine mit etwas Druck in Richtung Bauch heben oder radfahrende Bewegungen durchführen.

Diese Massagen sollten jedoch nicht unmittelbar nach dem Füttern durchgeführt werden, um Regurgitation zu vermeiden.

Baby wickeln

Beim Wickeln wird das Neugeborene vor dem Einschlafen in eine Decke eingewickelt, um eine schützende Umgebung zu schaffen, die der des mütterlichen Bauches ähnelt.

Es handelt sich nicht um ein festes Einwickeln, sondern um eine sanfte, weiche Umarmung, die beruhigend auf das Baby wirkt und seine Körpertemperatur reguliert.

Der Baby Swaddler (d. h. das Einwickeln des Neugeborenen in eine Decke) ermöglicht es Neugeborenen, sich zu bewegen und eine ergonomische Hüftposition einzunehmen. Es vermeidet auch die unwillkürlichen kindlichen Reflexe, die oft zu häufigem nächtlichen Erwachen führen. Außerdem wird das Baby in Rückenlage gehalten, was als sicherste Methode zur Vermeidung von SIDS (plötzlicher Kindstod) gilt.

Um den Baby Swaddler richtig zu benutzen, sollten Sie diese Tipps beachten:

- Wickeln Sie den Säugling nicht, wenn er weint oder unruhig ist, sondern nur in angenehmen Momenten
- Halten Sie das Schlafzimmer kühl
- Legen Sie das Baby auf den Rücken und niemals auf den Bauch oder die Seite
- Wickeln Sie das Baby in den ersten 60 Lebenstagen mit den Armen am Wickeltisch befestigt.

Um den dritten Monat herum führen manche Babys ihre Hand zum Mund. In diesen Fällen ist es am besten, sie am Finger oder an der Faust nuckeln zu lassen (lassen Sie also die Arme frei).

- Lassen Sie den Beinen die Freiheit, sich zu biegen und zu krümmen, ohne sie zu eng zu wickeln.
- Ziehen Sie den Verband nicht zu fest an. Er sollte weich sein, sich aber nicht öffnen.

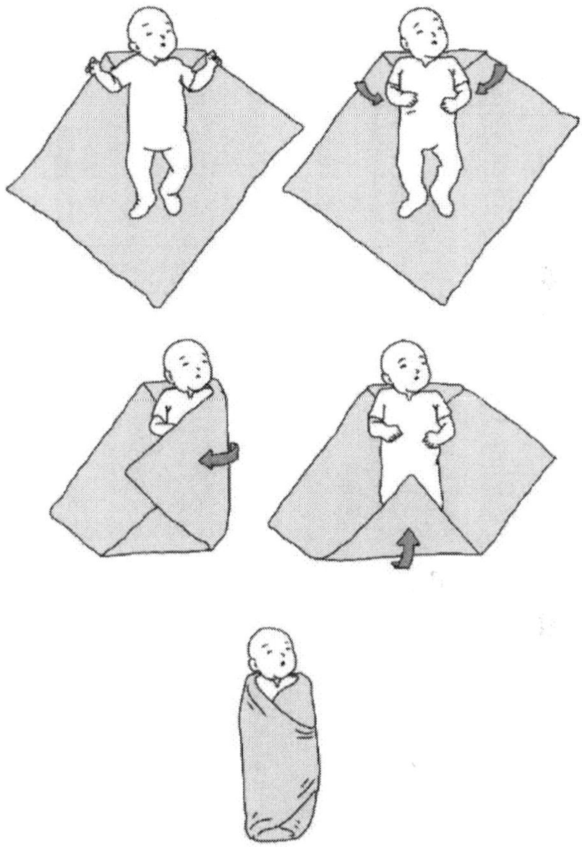

Das Kind auf die richtige Weise baden

Als Vater möchten Sie Ihr Baby vielleicht genau auf die richtige Weise baden. Wenn man jedoch Angst hat, dem zarten kleinen Menschen versehentlich wehzutun, kann einem die Vorstellung, es selbst zu tun, einen Schauer über den Rücken jagen. Keine Angst: Wir zeigen Ihnen, wie Sie zum Lieblingsmenschen Ihres Babys werden können, wenn es Zeit zum Baden ist!

Wählen Sie eine Zeit, in der das Kind aktiv und wach ist. Achten Sie darauf, dass der Raum nicht kalt ist. Bereiten Sie alles im Voraus vor. Sie benötigen eine Schüssel mit lauwarmem Wasser, ein Handtuch, Watte, eine neue Windel, etwas Babypuder, Lotion und gegebenenfalls saubere Kleidung.

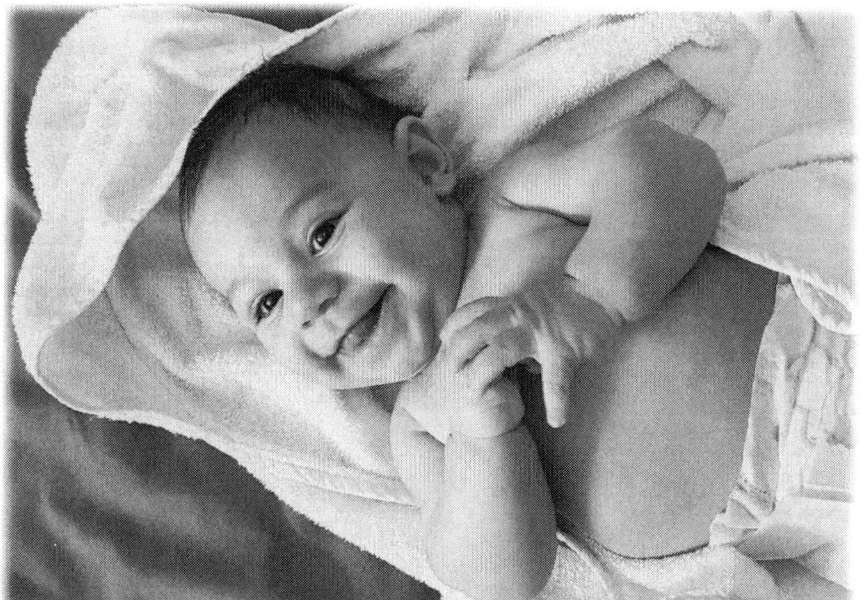

Beachten Sie, dass es nicht notwendig ist, Ihr Kind jeden Tag zu baden, aber Sie können es drei- oder viermal pro Woche tun, es sei denn, Sie müssen es tun. Es ist ratsam, lauwarmes Wasser zu verwenden, nicht heißes. Um Verbrennungen des Babys zu vermeiden, prüfen Sie die Temperatur des Wassers mit dem Ellenbogen und mischen Sie es gründlich. Im ersten Monat ist lauwarmes Wasser ideal für die Haut des Babys. Halten Sie das Baby auf Ihrem Schoß und waschen Sie sein Gesicht. Dann stützen Sie ihn über das Becken oder die Schüssel, während Sie sein Haar nur mit Wasser waschen. Trocknen Sie die Haare danach sanft. Stützen Sie den Kopf und die Schultern des Kindes mit einer Hand und halten Sie mit der anderen den Oberarm fest, und lassen Sie das Kind vorsichtig in das Becken oder die Schüssel hinab. Dann lassen Sie das Wasser mit der anderen Hand sanft über das Baby laufen, ohne es zu bespritzen. Achten Sie darauf, dass der Kopf des Kindes das Wasser nicht berührt. Lassen Sie das Kind niemals, auch nicht für eine Sekunde, unbeaufsichtigt in der Badewanne. Nehmen Sie es heraus und trocknen Sie es, achten Sie dabei auf die Hautfalten. Ihr Kind könnte in dieser Zeit von einer Massage profitieren. Bis das Baby mindestens einen Monat alt ist, sollten Sie auf die Anwendung von Ölen oder Lotionen verzichten. Ziehen Sie das Baby an und sorgen Sie dafür, dass es warm bleibt.

Wie man richtig badet in 9 Schritten

Säuglinge müssen nicht so oft gewaschen werden wie ältere Kinder, da ihre Haut leicht austrocknet. Außerdem braucht ein Neugeborenes, dessen Nabelschnurstumpf noch dran ist, nur eine einfache Reinigung. Beim Baden eines Neugeborenen ist es wichtig, sehr vorsichtig zu sein, um Unfälle zu vermeiden.

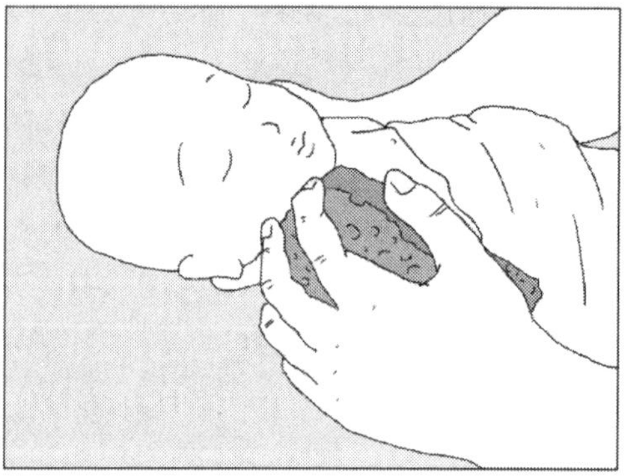

1. In den ersten drei Lebenswochen wird empfohlen, mit dem vollständigen Eintauchen des Babys ins Wasser zu warten, bis sich die Nabelschnur vollständig gelöst hat. In der Zwischenzeit kann das Neugeborene mit der Schwammtechnik gereinigt werden.

- Es ist nicht notwendig, das Neugeborene jeden Tag zu waschen, da zu häufiges Baden die zarte Haut des Babys schädigen kann. Nur bestimmte Bereiche wie Gesicht, Hals und Genitalbereich müssen häufiger gereinigt werden. Sorgen Sie dafür, dass es immer ein trockenes Lätzchen und eine saubere Windel hat. Baden Sie nur ein paar Mal pro Woche.
- Wenn sich der Nabelschnurstumpf nach drei Wochen noch nicht abgelöst hat, ist es wichtig, den Kinderarzt zu konsultieren, da dies auf ein ernsteres Problem hinweisen kann oder ein medizinischer Eingriff zur Entfernung des Stumpfes notwendig sein kann.

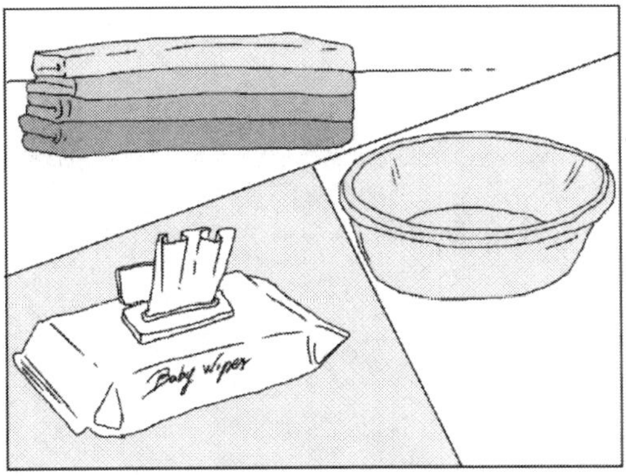

2. Um das Baby mit einem Schwamm zu baden, sollten Sie alles Nötige zur Hand haben. Suchen Sie einen warmen Raum mit einer ebenen Fläche, auf die Sie das Baby legen können. Verwenden Sie ein weiches Tuch oder eine Wickelunterlage, auf die Sie das Baby legen.

Sie benötigen:

- ein Waschbecken oder eine flache Schale für Wasser
- ein Handtuch
- Watte
- Babyseife
- Feuchttücher
- eine saubere Windel

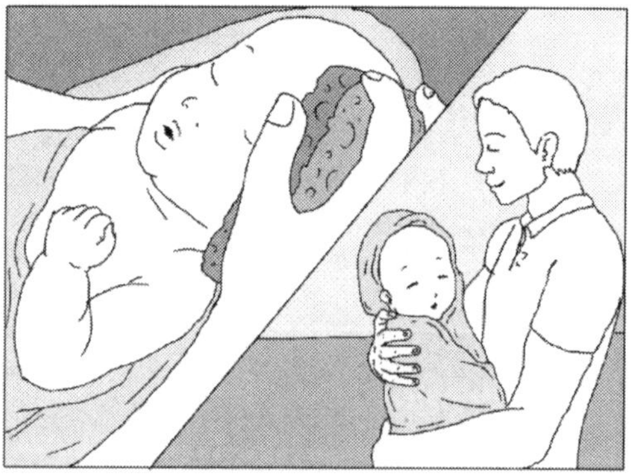

3. Bereiten Sie alles vor, was Sie brauchen, bevor Sie mit dem Baden Ihres Babys beginnen.

- Halten Sie immer eine Hand am Körper des Babys, um Unfälle zu vermeiden.
- Ziehen Sie das Baby aus und wickeln Sie es in ein Handtuch, bevor Sie es baden.
- Beginnen Sie das Bad im Gesicht, verwenden Sie nur Wasser und vermeiden Sie Seife, damit sie nicht in die Augen gelangt.
- Waschen Sie den Rest des Körpers mit Wasser oder einer speziellen Baby-Feuchtigkeitsseife, wobei Sie sich auf die Hautfalten unter den Achseln, hinter den Ohren und zwischen den Zehen konzentrieren.
- Halten Sie das Baby während des Badens immer warm, indem Sie nur die Körperteile freilegen, die gewaschen werden.

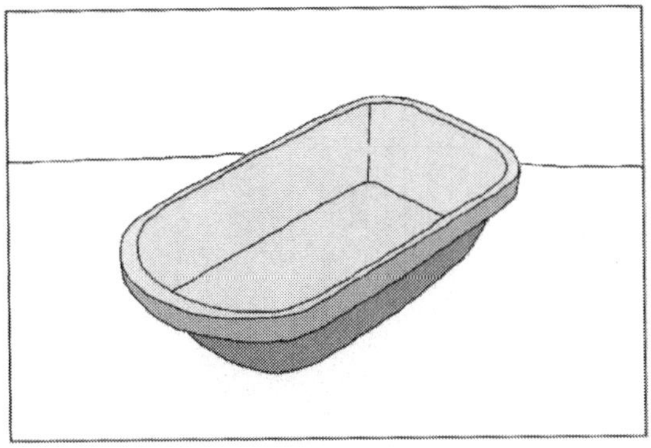

4. Sobald sich der Nabelschnurstumpf gelöst hat, können Sie mit dem Baden Ihres Neugeborenen beginnen. Wählen Sie eine Wanne oder ein Waschbecken, das für das Baby sicher ist. Vergewissern Sie sich, dass Sie alles, was Sie brauchen, zur Hand haben, bevor Sie beginnen.

- Verwenden Sie eine freistehende Plastikwanne, oder es gibt im Handel aufblasbare Mini-Pools, die Sie in die Badewanne stellen können, um Ihr Neugeborenes zu baden.
- Achten Sie darauf, eine rutschfeste Matte zu verwenden, wenn Sie das Waschbecken benutzen.
- Füllen Sie den Behälter mit nur 5-8 cm warmem Wasser
- Halten Sie das Baby beim Baden immer mit einer Hand fest, um Unfälle zu vermeiden.

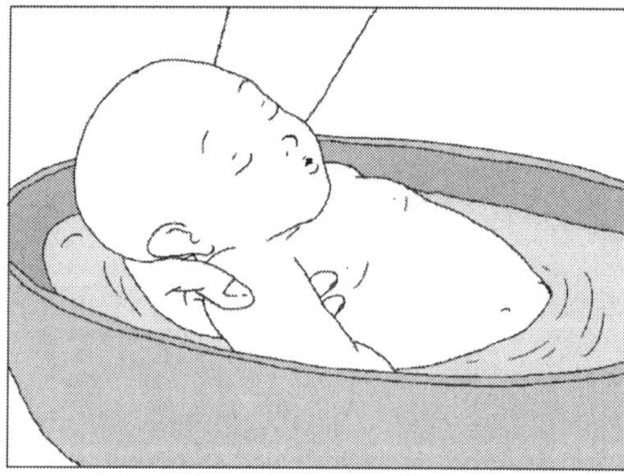

5. Beim Baden Ihres Neugeborenen ist es wichtig, die richtige Balance zwischen Sicherheit und Komfort zu finden. Vor allem müssen Sie eine Möglichkeit finden, Ihr Baby zu stützen, damit es sich nicht zu viel bewegt und jederzeit sicher ist.

- Verwenden Sie einen sicheren, aber bequemen Griff, um Ihr Neugeborenes in der Badewanne zu halten.
- Stützen Sie Kopf und Oberkörper mit einem Arm ab, und waschen Sie das Baby mit der anderen Hand.
- Drehen Sie Ihr Neugeborenes so, dass sein Bauch auf Ihrem Arm ruht, wenn Sie seinen Rücken und Po waschen müssen.
- Ziehen Sie den Kauf eines Badesitzes in Erwägung, aber achten Sie darauf, dass Sie immer eine Hand an Ihrem Neugeborenen lassen.

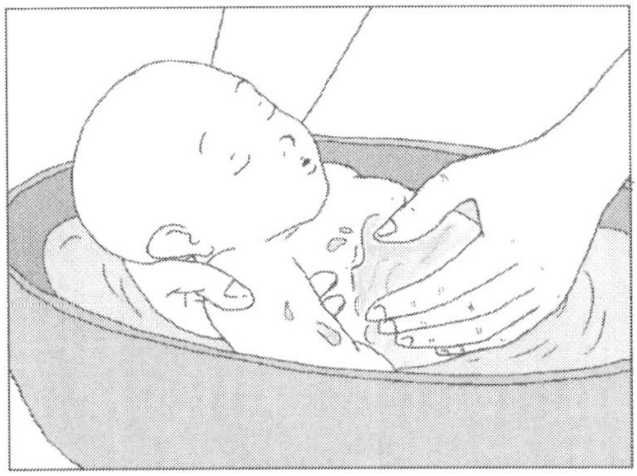

6. Die empfohlene Badezeit für ein Kleinkind beträgt nicht mehr als 10 bis 15 Minuten. Während dieser Zeit ist es wichtig, das Baby gründlich zu waschen und es mit sicheren Methoden zu stützen und warm zu halten.

- Ziehen Sie ihm die Windel aus, bevor Sie es ins Wasser setzen.
- Waschen Sie das Gesicht und die Augen wie im vorigen Abschnitt beschrieben, verwenden Sie ein feuchtes, seifenfreies Tuch und Watte für die Augenlider.
- Entfernen Sie auch die Windel, wischen Sie den Po und die Genitalien ab, bevor Sie das Baby ins Wasser setzen.
- Weichen Sie zuerst die Füße des Babys ein und dann den Rest des Körpers.
- Sie können es vorsichtig mit der Hand, einem Schwamm oder einem feuchten Handtuch waschen.
- Wenn Ihr Baby trockene Haut hat, wählen Sie ein Reinigungsmittel mit feuchtigkeitsspendenden Eigenschaften.
- Sie können ihm sanft Wasser über den Körper gießen, um ihn während des Bades warm zu halten.
- Es ist nicht notwendig, die Haare zu waschen, aber

wenn nötig, spülen Sie sie mit einem feuchten Tuch oder unter dem Wasserhahn aus.

- Wenn Sie fertig sind, nehmen Sie das Baby aus dem Wasser und wickeln es schnell in ein Handtuch.
- Tupfen Sie es trocken und ziehen Sie ihm saubere Kleidung an.

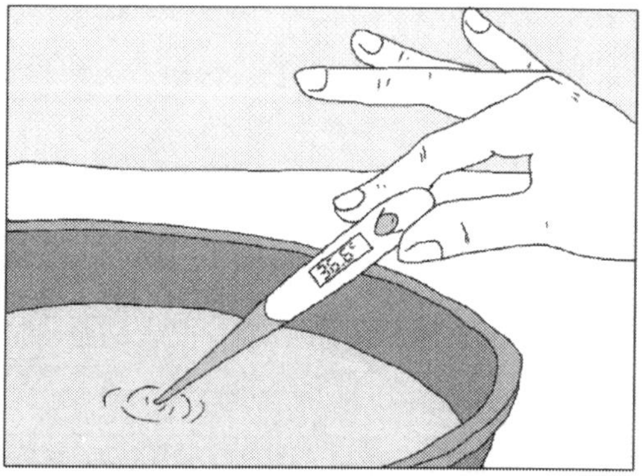

7. stellen Sie sicher, dass das Wasser die richtige Temperatur für den Komfort und die Sicherheit des Neugeborenen hat. Es ist wichtig, auf dieses Detail zu achten.

- Am besten ist es, zuerst kaltes Wasser in die Wanne zu gießen und dann heißes Wasser hinzuzufügen. Vorsichtig vermischen, um zu kalte oder zu heiße Stellen zu vermeiden.
- Verwenden Sie ein spezielles Thermometer, um zu prüfen, ob die Wassertemperatur für das Baden des Babys geeignet ist, etwa 36,5 °C (97,7 °F).
- Prüfen Sie die Wassertemperatur mit dem Ellbogen, wenn Sie kein Thermometer haben.
- Vermeiden Sie, dass das Kind beim Baden die Wasserhähne berührt, um Verbrühungen zu vermeiden.

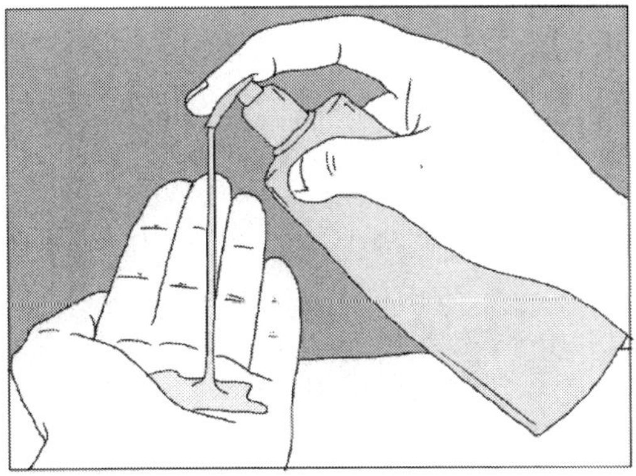

8. Es ist wichtig, die richtigen Produkte für das Baden des Babys auszuwählen. Obwohl es nicht immer notwendig ist, ein Reinigungsmittel zu verwenden, ist es von Bedeutung, ein Produkt zu wählen, das für die empfindliche Haut des Babys sicher ist, wenn Sie dies tun.

- Verwenden Sie keine parfümierten Seifen oder Schaumbäder, da sie die Haut des Babys reizen können.
- Das Wasser reicht im Allgemeinen zum Baden aus. Wenn nötig, wählen Sie jedoch eine neutrale, feuchtigkeitsspendende Babyseife, um die empfindliche Haut nicht auszutrocknen.
- Es ist nicht notwendig, nach dem Bad Lotionen zu verwenden, wenn Sie die Hautfalten gut abtrocknen. Wählen Sie jedoch erforderlichenfalls ein hypoallergenes Produkt, um mögliche Allergien zu vermeiden.

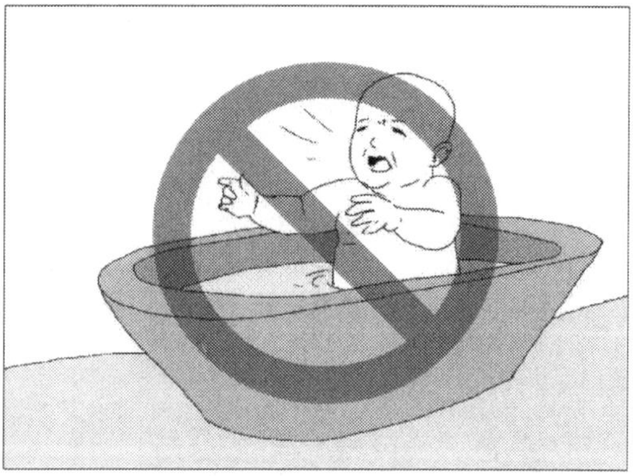

9. Es ist wichtig, dass Sie Ihr Baby während des Badens niemals unbeaufsichtigt lassen, da selbst eine kurze Abwesenheit gefährlich sein kann.

- Vergewissern Sie sich, dass Sie alles, was Sie brauchen, zur Hand haben, bevor Sie das Bad beginnen.
- Lassen Sie Ihr Neugeborenes niemals unbeaufsichtigt in der Badewanne oder in einem anderen mit Wasser gefüllten Behälter.
- Nehmen Sie das Baby aus der Wanne, bevor Sie den Raum aus irgendeinem Grund verlassen.
- Lassen Sie das Kind während des Badens niemals auf einer erhöhten Fläche wie einem Tisch oder einer Theke zurück, um die Gefahr des Herunterfallens zu vermeiden.

Feststellung, ob das Kind sich warm fühlt

Als frischgebackener Vater sind Sie völlig neu in der Kinderbetreuung, und es liegt noch nicht in Ihrer Natur zu wissen, ob es für Ihr Baby zu warm oder zu kalt ist. Aus diesem Grund werden Sie wahrscheinlich viele Fragen haben, auf die wir hier eingehen werden.

Wie warm sollte das Zimmer des Kindes sein, wenn es kalt ist? Wenn der Sommer in vollem Gange ist und es draußen heiß ist, wie sollte dann die Klimaanlage eingestellt werden? Wie kann man feststellen, ob das Kind zu warm oder zu kalt ist?

Die Normaltemperatur eines Kindes liegt zwischen 36° und 37,5°, während ab 37,5° von Fieber gesprochen wird. Am besten ist es, den Kinderarzt aufzusuchen, wenn das Kind hohes Ficbcr hat, vor allem, wenn die Begleitsymptome wie Schnupfen, Halsschmerzen oder Husten anhalten.

Wie können Sie also ohne ein Thermometer feststellen, ob Ihr Kind zu warm oder zu kalt ist?

Indem man den Nacken abtastet, um zu sehen, ob er sich schwitzig oder kühl anfühlt, kann man feststellen, ob das Baby zu heiß oder zu kalt ist. Wenn sich das Baby überhitzt fühlt, schwitzt es und hat errötete Wangen. Ein Kind, dem heiß ist, kann auch sehr schnell atmen. Wenn es zu kalt ist, scheint das Kind weniger aktiv zu sein und hat sehr kalte Hände und Füße.

Wie man eine Windel wechselt

Das Wechseln der Windeln ist keine angeborene elterliche Fähigkeit, aber es ist eine schnelle und einfache Tätigkeit, die es Ihnen ermöglicht, wertvolle Zeit mit Ihrem Baby zu verbringen. Mit ein wenig Übung werden Sie lernen, dies mit Leichtigkeit zu tun, bis Ihr Baby keine Windeln mehr benutzen muss.

Legen Sie die Windel Ihres Babys zum Wechseln auf eine ebene, trockene und nicht kalte Unterlage; falls Sie noch keine wasserdichte Wickelunterlage gekauft haben, sollten Sie dies in Erwägung ziehen. Sie sind gepolstert, sicher und sehr bequem, denn Windeln werden oft gewechselt. Nachdem Sie das Baby auf eine ebene Fläche gelegt haben, lassen Sie es sich einige Sekunden lang beruhigen, bevor Sie mit dem Windelwechsel fortfahren.

So entfernen Sie eine schmutzige Windel von einem Baby und ziehen eine saubere Windel an:

Bereiten Sie alles vor, was Sie brauchen: eine saubere Windel, Feuchttücher sowie Schutzcreme speziell für den Windelwechsel.

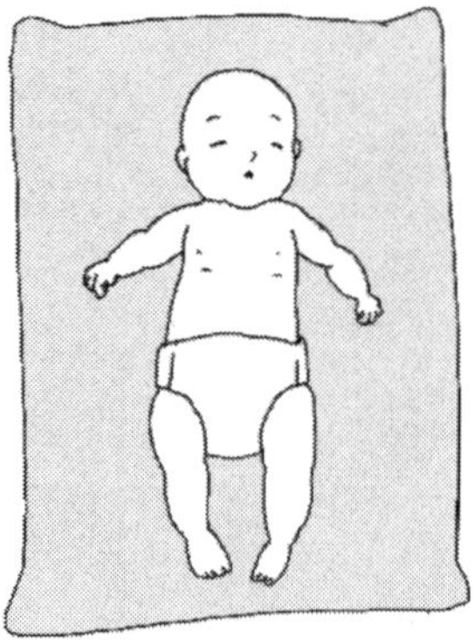

1. Legen Sie das Baby auf eine saubere, bequeme Unterlage.

2. Stellen Sie sich in der Nähe der Kante auf, die den Füßen des Babys am nächsten ist, das mit den Füßen zu Ihnen gewandt vor Ihnen liegt.

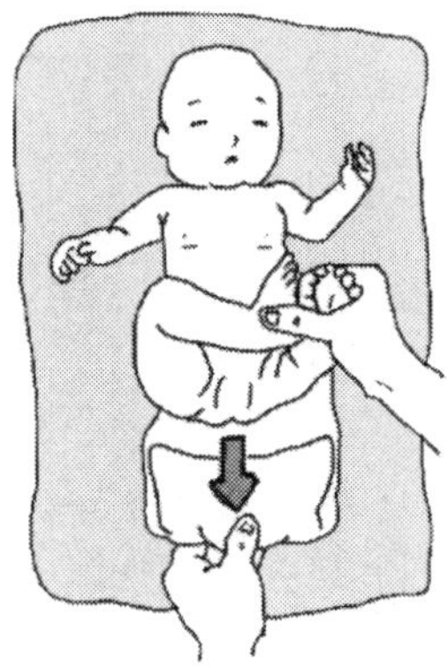

3. Heben Sie die Beine des Säuglings sanft zu Ihrer Brust hin an. Halten Sie das Kind mit einer Hand fest und lösen Sie mit der anderen die Windellaschen.

(Wenn das Baby ein Junge ist, bedecken Sie seinen Penis mit einem Waschlappen, um zu verhindern, dass er während des Wickelns pinkelt)

4. Verwenden Sie die Vorderseite der verschmutzten Windel, um den Po des Babys grob abzuwischen, wenn er Fäkalien enthält.

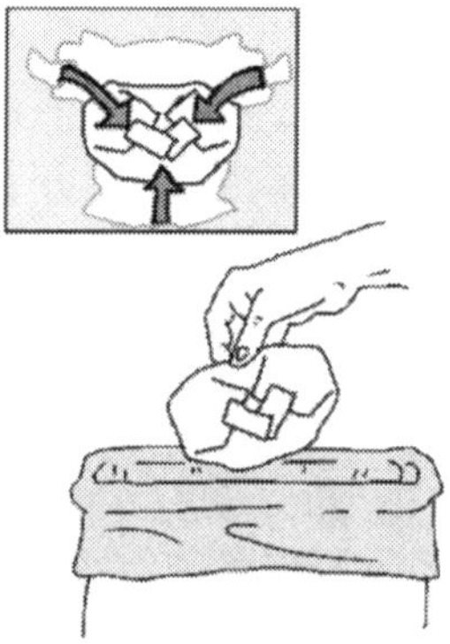

5. Entsorgen Sie die verschmutzte Windel sorgfältig.

6. Reinigen Sie den Intimbereich des Babys sanft mit Feuchttüchern oder weichen Tüchern. 6. Führen Sie beim Reinigen des Babys Bewegungen von vorne nach hinten aus (bei Mädchen sehr vorsichtig, um Infektionen zu vermeiden).

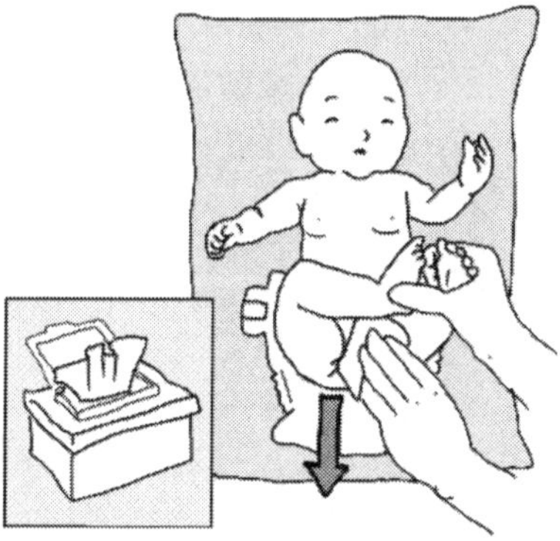

7. Tragen Sie eine kleine Menge Creme auf, um Reizungen zu vermeiden.

8. **Für Babys in den ersten Lebenswochen mit einem Nabelstumpf:** Legen Sie die Windel so an, dass sie den Stumpf nicht bedeckt; es gibt spezielle Windeln für Babys auf dem Markt, die perfekt passen.

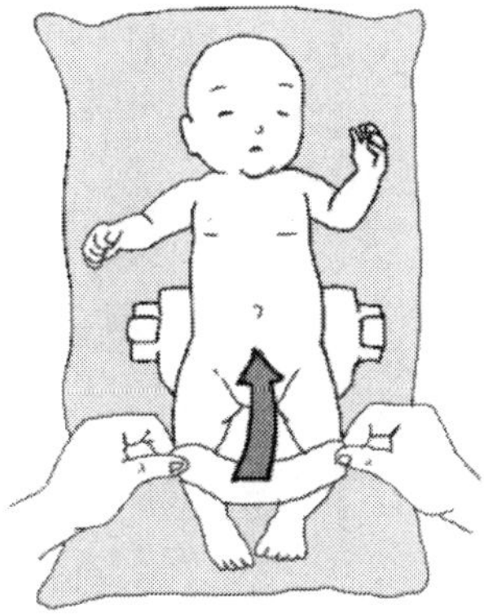

Für Babys ohne Nabelstumpf: Nehmen Sie die neue, saubere Windel und legen Sie sie in Hüfthöhe unter das Baby, so dass sie den Intimbereich vollständig bedeckt.

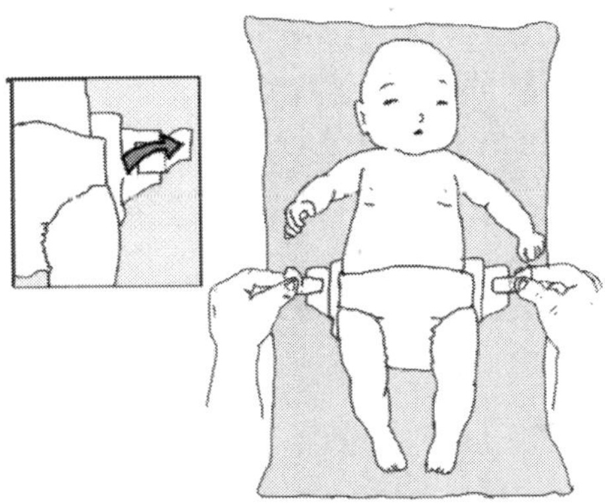

9. Schließen Sie die Laschen der Windel und achten Sie darauf, dass sie fest, aber nicht zu fest sitzen.

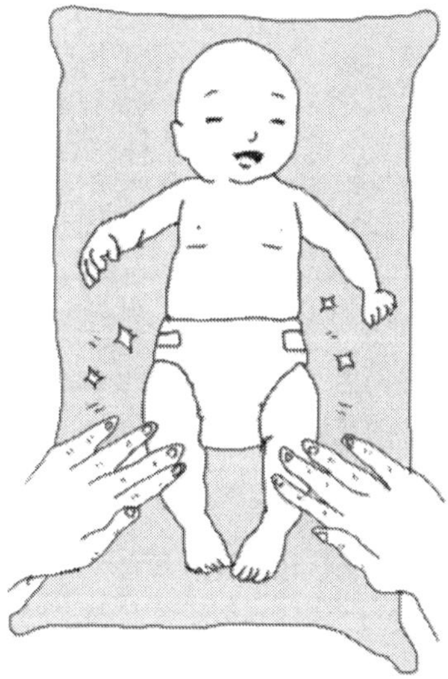

Achten Sie darauf, die Windel Ihres Babys häufig zu kontrollieren und sie zu wechseln, sobald sie nass oder schmutzig ist, um Rötungen und Hautreizungen zu vermeiden.

Kapitel 9: Verlassen des Hauses mit dem Kind

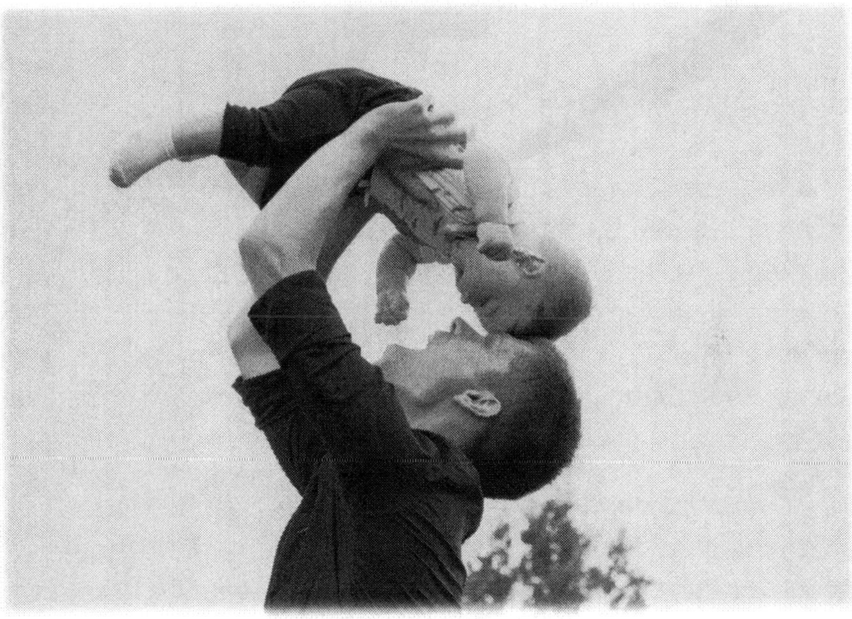

Manchmal denken die Leute, ein Baby zu haben bedeutet, zu Hause zu bleiben, Windeln zu wechseln und Nägel zu schneiden. Die Wahrheit ist jedoch, dass Sie auch mit Ihrem Baby ausgehen und das Leben genießen können!

Es gibt viele Aktivitäten, die Sie draußen machen können, während Sie mit Ihrem Baby an der frischen Luft sind. Sogar ein Spaziergang in der Natur kann eine unvergessliche Art sein, sich mit Ihrem Baby und Ihrer Partnerin zu verbinden. Scheuen Sie sich nicht, über Ihre Vorstellungskraft hinauszugehen und es spannender zu machen.

Es ist sicher, mit einem Säugling zu reisen.

Je nach Reiseziel und gewähltem Verkehrsmittel sind unterschiedliche Vorsichtsmaßnahmen zu treffen.

Die unten aufgeführten Punkte sind einige der Empfehlungen der Kinderärzte:

Flugreisen:

Gesunde Säuglinge, die zum richtigen Zeitpunkt geboren werden, können bereits 48 Stunden nach der Geburt mit dem Flugzeug reisen, es ist jedoch besser, mindestens eine Lebenswoche zu warten. Dies liegt daran, dass das Baby verschiedenen Temperatur- und Druckschwankungen sowie Lärm und Licht ausgesetzt ist, die seinen Schlaf stören können.

Es ist ratsam, das Füttern häufig zu stimulieren, da dies die Möglichkeit verringert, dass das Baby aufgrund der Druckveränderung im Flugzeug während des Starts und der Landung Schmerzen erleidet.

Bei Frühgeborenen und Babys mit Herz- oder Lungenerkrankungen empfehle ich Ihnen dringend, Ihren Arzt zu konsultieren.

Reisen mit dem Auto:

Säuglinge können mit dem Auto reisen, wenn im Fahrgastraum geeignete thermische Bedingungen gewährleistet werden können; es ist jedoch besser, etwa eine Woche nach der Geburt zu warten.

Nach der Straßenverkehrsordnung muss das Neugeborene in einem vorschriftsmäßigen „Autositz/Kindersitz" befördert werden, und wenn das Kind zu klein ist, ist es schwierig, es richtig zu platzieren.

- Der Sitz muss rückwärtsgerichtet eingebaut werden, bis das Kleinkind mindestens 9 kg wiegt. Er ist sicherer, wenn er auf den Rücksitzen montiert wird; achten Sie darauf, die Airbags zu deaktivieren, wenn Sie den Sitz auf dem Vordersitz montieren!
- Die Temperatur im Fahrgastraum sollte etwa 22-23°C betragen.

Ich empfehle, alle 2 Stunden eine Pause einzulegen, um Ihr Neugeborenes zu füttern.

Zugreisen:

Zugreisen sind sehr angenehm, denn die Temperatur ist fast immer so, wie Sie es wünschen. Außerdem haben Sie viel Platz, um sich zu bewegen und Ihr Neugeborenes zu wickeln, das bequem auf Ihrem Schoß oder dem Ihrer Partnerin liegen kann.

Wohin mit einem neugeborenen Baby?

Die Wahl des Reiseziels liegt bei Ihnen!

Ausflüge in die Berge:

Wenn Sie die Berge mögen, empfehle ich Ihnen einen mittel- bis langfristigen Aufenthalt, da sich der Körper des Babys an den atmosphärischen Druck des Ortes gewöhnen muss. Ein zu kurzer Aufenthalt kann zu Ungleichgewichten führen.

Höhenlagen über 2000 Meter sind zu vermeiden.

Es ist wichtig, daran zu denken, dass Säuglinge noch keine muskuläre und knöcherne Struktur haben, die das Tragen auf den Schultern oder in den Armen aushalten kann.

Fahrten ans Meer:

Sie müssen immer bedenken, dass ein Neugeborenes empfindlicher und anfälliger für Temperaturschwankungen ist. Ich empfehle daher, in den kühleren Stunden nach draußen zu gehen und immer für einen Platz im Schatten zu sorgen, da die Haut von Babys noch nicht in der Lage ist, direkte UV-Strahlen zu vertragen.

Denken Sie daran, Ihr Baby oft zu stillen, da es sonst Gefahr läuft, zu dehydrieren. Sie merken das daran, dass das Baby wenig uriniert, wahrscheinlich trockene Schleimhäute hat, reizbar oder zu schläfrig ist.

Hüten Sie sich vor ultravioletten Strahlen.

- Für Säuglinge unter sechs Monaten gilt: Sie müssen unbedingt Kleidung tragen, die den größten Teil ihrer Haut bedeckt, häufig eine für ihre empfindliche Haut geeignete Sonnencreme auftragen und sich unbedingt im Schatten aufhalten.

- Für Kleinkinder über sechs Monate: Sonnencreme auftragen, die für ihre empfindliche Haut gegen UVA- und UVB-Strahlen geeignet ist, sie können verschiedene Badeanzüge benutzen.

Sie müssen zertifizierte Mützen und Sonnenbrillen tragen.

Ich empfehle Ihnen, Strände oder Einrichtungen zu wählen, die gut für Kinder ausgestattet sind (dies ist ein Merkmal, das Sie bei der Buchung angegeben finden).

Ausflüge auf dem Lande:

Dies ist ideal für Neugeborene, da es dort bekanntermaßen ruhig ist und ein angenehmes Klima herrscht, also weder zu heiß noch zu kalt. Das Baby wird einen Schlaf- und Wachrhythmus haben, und die Landschaft mit ihrer Ruhe erleichtert diese Rhythmen.

Ich empfehle nur, Orte in der Nähe von Ställen und Teichen zu meiden, da es dort viele „blutfressende" Insekten gibt, die Krankheiten, auch schwere, entwickeln können. Die Haut von Säuglingen verträgt keine Insektenschutzmittel.

Was ist zu packen?

Vorrat auffüllen:

- Feuchttücher für die zarte Haut von Babys;
- jede Menge Windeln;
- Decken zum Schutz des Babys vor Klimaanlagen;
- Lätzchen;
- Hygieneartikel;
- Physiologische Lösung für Nasenspülungen;
- Salben gegen Hautrötungen;
- Ich empfehle Sonnenschutzmittel, die Mineralien wie Zinkoxid oder Titan enthalten, die das Eindringen der Sonnenstrahlen in die Haut verhindern. Ich empfehle Ihnen, überall Sonnenschutzmittel aufzutragen (denken Sie daran, dass UVA- und UVB-Strahlen überall eingefangen werden, wo Sie dem direkten Sonnenlicht ausgesetzt sind).

Führen Sie auf Anraten und Verschreibung Ihres Arztes ein kleines Set mit Medikamenten mit sich, das Sie für alle Eventualitäten rüsten könnte! Von unerwartetem Fieber bis hin zu Durchfallerkrankungen.

Was die Kleidung der Kleinen angeht, so hängt dies natürlich vom gewählten Reiseziel ab.

Für das Meer oder warme Klimazonen empfehle ich Kleidung aus Naturfasern, damit die Haut des Babys atmen kann, helle Farben (um die Sonnenstrahlen abzuhalten), Mützen mit breiter Krempe zum Schutz vor der Sonne und möglichen Bindehautentzündungen.

Für die Berge oder kalte Klimazonen empfehle ich natürlich technische oder anderweitig geeignete Kleidung, damit die Körpertemperatur des Babys nicht zu stark abfällt.

An Orten mit vielen Insekten, seien Sie vorbereitet! Auf dem Markt gibt es eine große Auswahl an Moskitonetzen, die sowohl an Buggys als auch an Sonnenliegen und Strandbabys angebracht werden können.

Kapitel 10:

Notfallmanöver oder Erste Hilfe

Ersticken und Herzstillstand sind Notfallsituationen, die jederzeit auftreten können, auch bei Kleinkindern. Es ist wichtig, vorbereitet zu sein und zu wissen, wie man sich in einem Notfall verhalten muss, um dem Kind zu helfen und sein Leben zu retten.

Notfallmanöver bei Erstickungsanfällen bei Säuglingen

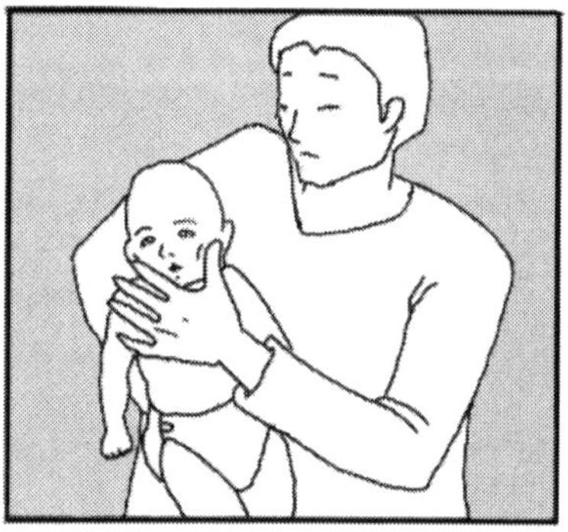

- Entfernen Sie sofort den Gegenstand, der möglicherweise im Rachen des Babys steckt. Dazu können Sie Ihre Finger oder einen langen, dünnen Gegenstand (z. B. einen Teelöffel) verwenden.

- Fassen Sie den Kiefer des Säuglings, indem Sie Ihre Hand unter sein Kinn legen und leicht auf seine Wangen drücken, damit er seinen Mund öffnet.

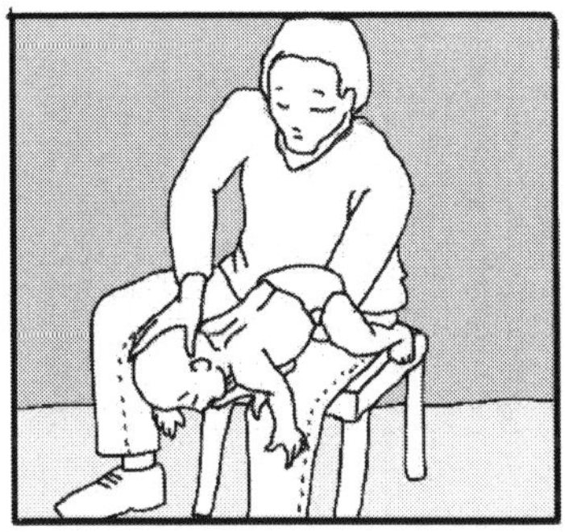

- Nehmen Sie das Kind auf den Arm, wobei der Kopf nach unten zeigt, so dass der Kopf niedriger als die Beine ist.

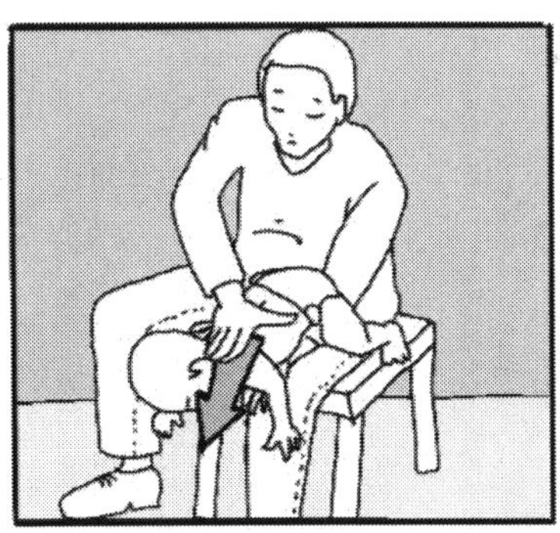

- Legen Sie Ihre Handfläche auf den Rücken des Babys, zwischen die Schulterblätter, und klopfen Sie fünf Mal kräftig darauf (achten Sie darauf, nicht den Kopf zu treffen). Dadurch wird der festsitzende Gegenstand gelöst.

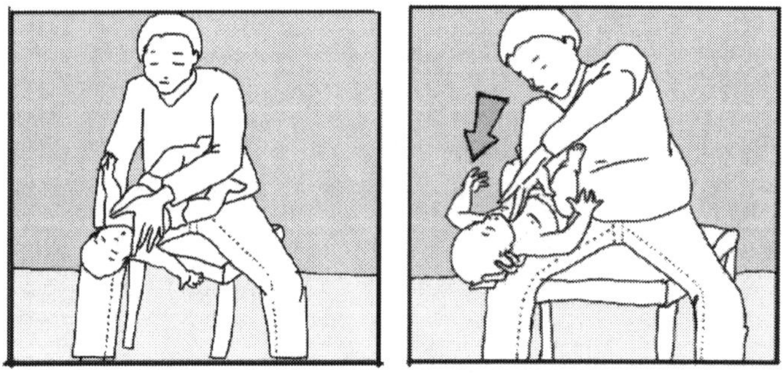

- Wenn das Baby immer noch erstickt, drehen Sie das Gesicht des Babys nach oben, stützen Sie seinen Kopf mit der Hand und geben Sie ihm fünf Heimlich-Griffe: Legen Sie Ihre Hände in die Mitte des Brustbeins (direkt unter den Brustwarzen) des Babys und drücken Sie mit schnellen, festen Bewegungen etwa 4 cm tief nach innen, in Richtung Brust. Holen Sie sich in der Zwischenzeit Hilfe oder rufen Sie den Rettungsdienst.
- Setzen Sie diese Manöver fort, bis der Gegenstand entfernt ist oder medizinische Hilfe eintrifft.
- Rufen Sie bei anhaltendem Würgen oder Atemnot sofort Hilfe.

Es ist wichtig zu betonen, dass es immer am besten ist, Erstickungssituationen zu vermeiden, also geben Sie dem Säugling keine zu kleine oder zu weiche Nahrung und lassen Sie ihn beim Essen nie unbeaufsichtigt.

Notfallmanöver bei Herzstillstand bei Säuglingen

- Rufen Sie sofort medizinische Hilfe.
- Legen Sie das Baby auf eine flache, saubere Unterlage.

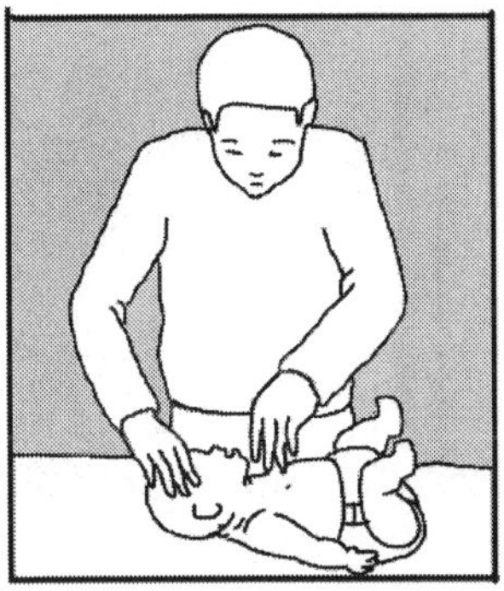

- Überprüfen Sie die Atmung des Säuglings; wenn er nicht atmet, beginnen Sie mit der Herz-Lungen-Wiederbelebung (CPR).
- Legen Sie den Kopf des Säuglings leicht nach hinten, um die Atemwege freizumachen.

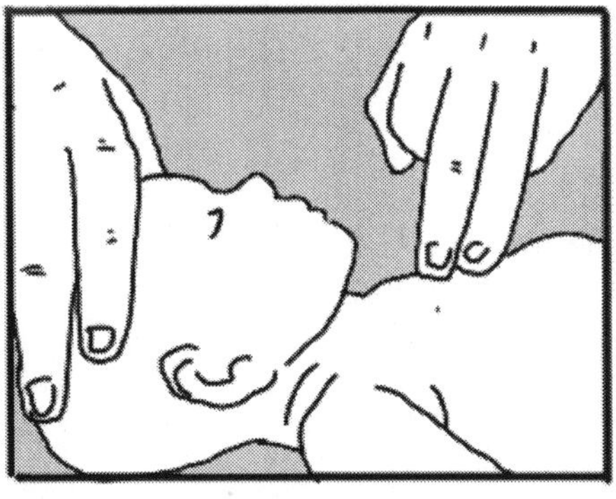

- Führen Sie 30 Herzdruckmassagen in der Mitte des Brustkorbs mit zwei Fingern durch, mit einer Frequenz von 100-120 Kompressionen pro Minute.

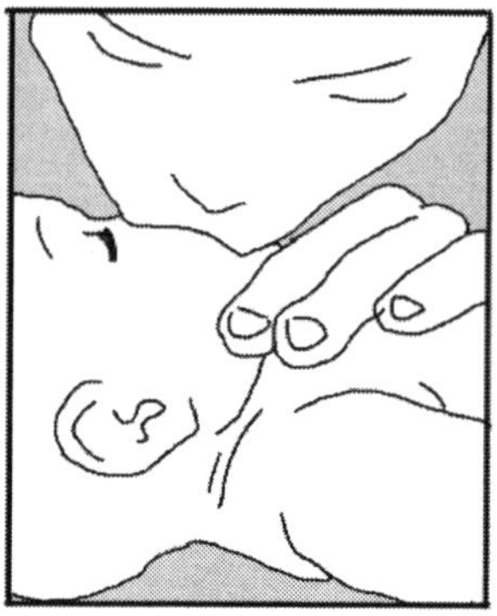

- Machen Sie 2 künstliche Beatmungszüge.
- Setzen Sie die Herzdruckmassage (ca. 4 cm tief) im Wechsel mit der künstlichen Beatmung fort, bis das Kind wieder zu atmen beginnt oder medizinische Hilfe eintrifft.

In einem Notfall ist es wichtig, ruhig zu bleiben und schnell zu handeln, um dem Kind zu helfen. Es ist auch wichtig zu wissen, wie man diese Notfallmanöver durchführt, denn eine schnelle Reaktion kann das Leben des Kindes retten.

Im Allgemeinen ist wichtig:

- Sie kennen die Notrufnummer und wissen, wie Sie Hilfe rufen können.
- Kenntnisse der Grundlagen der Ersten Hilfe und der HLW
- Nehmen Sie an einem Erste-Hilfe-Kurs für Kinder teil, um besser vorbereitet zu sein.

Schlussfolgerung

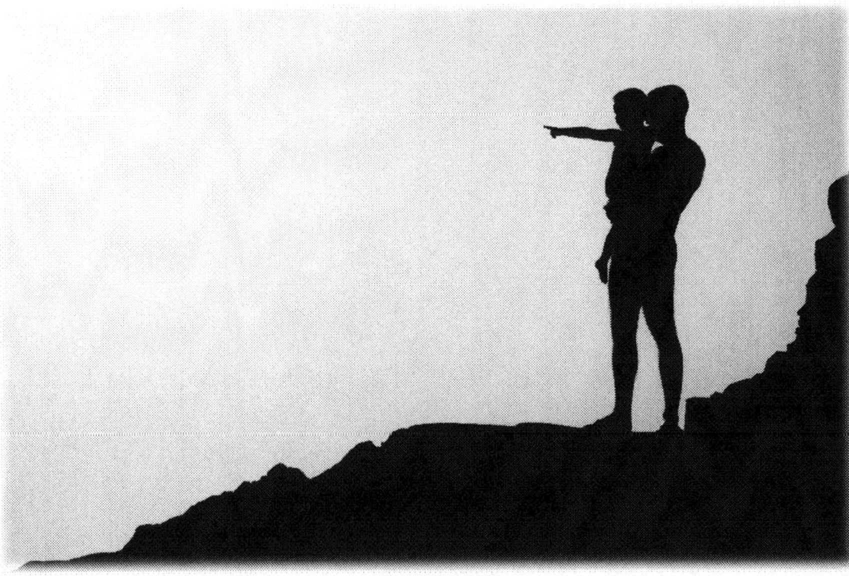

Mit diesen kleinen, aber wertvollen Tipps Sind Sie auf dem richtigen Weg, lieber zukünftiger Papa.

Sie können es schaffen!

Wenn Sie nützliche Informationen in diesem Buch gefunden haben und es Ihnen gefallen hat, können Sie anderen Vätern helfen, etwas zu lernen, indem Sie das Buch mit anderen teilen oder es Ihren Freunden empfehlen.

Printed in Poland
by Amazon Fulfillment
Poland Sp. z o.o., Wrocław

21840325R00072